AF125843

DIE GEHEIMEN
DICK
MACHER

Dr. Constanze Storr | Prof. Dr. Martin Storr

DIE GEHEIMEN
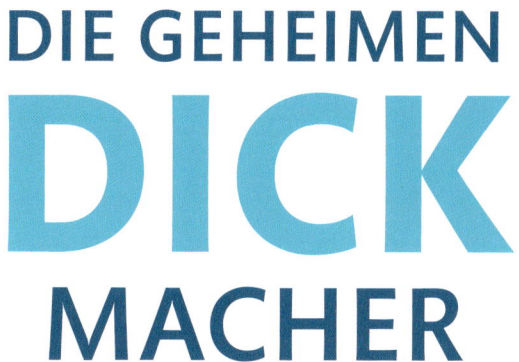
DICK
MACHER

Wie Medikamente und
andere versteckte Ursachen
zu Übergewicht führen

südwest

INHALT

ZU DIESEM BUCH

Liebe Leserinnen, liebe Leser,

zunächst dachten wir daran, einen Ratgeber speziell zum Thema »Dick durch Medikamente« zu schreiben, da wir im Alltag mit unseren Patient*innen sehr häufig mit diesem Problem konfrontiert werden. Nur – damit ist es nicht getan, denn es gibt noch viele weitere Gründe, warum Patient*innen unverschuldet an Übergewicht leiden. Gründe, die wir Ihnen nicht vorenthalten wollten. Vor allem schien es uns wichtig, Sie über die Ursachen aufzuklären, die man sowohl präventiv als auch medizinisch und durch eigene Kraft beeinflussen kann, Sie über wissenschaftlich fundierte Strategien zu informieren und aufzuzeigen, wie man Übergewicht wieder reduziert.

Kurzum, es wurde höchste Zeit, den ersten Ratgeber zu diesem vielseitigen Thema der »geheimen Dickmacher« zu schreiben. Hierbei wiegen die sogenannten iatrogenen (von Griechisch *iatros*, Arzt), also durch ärztliche Einwirkung entstandenen Ursachen wie Medikamente oder Operationen, bei den Gründen für Übergewicht besonders schwer.

Heilkundige sollen »in erster Linie nicht schaden«. Diese Aussage stammt vom römischen Arzt Scribonius Largus, der uns diese Weisheit im Jahr 50 nach Christus hinterlassen hat. Er schreibt weiter, dass Ärzte beziehungsweise Ärztinnen »zweitens vorsichtig sein und drittens heilen« sollen. Dieser Grundsatz sollte auch heutzutage noch bei jeder ärztlichen Behandlung gelten, denn nur wenn die Patient*innen nach einer ausführlichen Aufklärung über mögliche Nebenwirkungen das Risiko kennen und dem möglichen Nutzen einer medizinischen Maßnahme zustimmen, sind Heilkundige ethisch dazu legitimiert, diese auch durchzuführen. Leider bleibt in der täglichen Praxis meist nicht genug Zeit, um alle Patient*innen wirklich vollumfänglich über den Nutzen und die Risiken einer medizinischen Maßnahme aufzuklären. Das trifft nicht nur für die nebenwirkungsreichen, sondern gerade für die vermeintlich »ungefährlichen« Medikamente zu. Hier bleiben leider oft viele Dinge nicht angesprochen und wenn dann Nebenwirkungen auftreten, ist das Bedauern groß. In diesen Fällen wiegt das »in erster Linie nicht schaden« als Grundprinzip des ärztlichen Handelns doppelt so schwer.

FÜR WEN IST DIESES BUCH GEDACHT?

Der Ratgeber möchte eine Hilfe sein für alle, die am Beginn einer Therapie mit Medikamenten stehen, die bekanntermaßen dick machen, sowie für alle, deren Körpergewicht infolge einer Medikamenteneinnahme schon zugenommen hat und die wieder ein paar Pfunde verlieren möchten.

Außerdem wendet sich dieser Ratgeber an Patient*innen, die vermuten, dass sie selbst nur bedingt für ihr Übergewicht verantwortlich sind, da sie bisher eigentlich nie Probleme mit ihrem Gewicht hatten. Vielleicht liegt bei ihnen eine Schilddrüsenunterfunktion, eine häufige Erkrankung der Eierstöcke, sogenannte polyzystische Ovarien, eine saisonale Depression oder ein neu aufgetretener Morbus Cushing vor – um nur ein paar mögliche Gründe zu nennen.

Nach der Lektüre dieses Ratgebers werden Sie in der Lage sein zu verstehen, wie es bei manchen Erkrankungen und einigen Medikamenten zu einer Gewichtszunahme kommt und wie die dazu führenden biochemischen Prozesse ablaufen. Viel wichtiger aber ist, dass Sie alles Nötige erfahren werden, um diese Prozesse positiv zu beeinflussen, und so diese Gewichtszunahme verhindern beziehungsweise wieder abbauen können. In diesem Zusammenhang ist wichtig zu erwähnen, dass von ärztlicher Seite vor jeder Therapieentscheidung immer eine sorgfältige Risiko-Nutzen-Bewertung durchgeführt wird, auch wenn Sie dabei nicht immer mit einbezogen sind. Zumeist überwiegt der Nutzen das Risiko, und dann werden Nebenwirkungen in Kauf genommen, weil diese weit weniger schlimm erscheinen als die Erkrankung, die es zu lindern oder zu heilen gilt.

Nun ist das mit dem Körpergewicht aber so eine Sache. Aus unserem Praxisalltag wissen wir, dass ein positives Körpergefühl stark mit dem eigenen Körpergewicht verbunden ist. Ist dieses individuelle Körpergefühl gestört, wirkt sich das auf alle Bereiche unseres Daseins aus. Übergewicht kann also ausgeprägte Folgeerkrankungen in anderen Bereichen verursachen. Aus diesem Grund ist es wichtig, so früh wie möglich mit den richtigen Strategien das gute Körpergefühl zu erhalten oder wiederherzustellen und nicht erst dann, wenn die Gewichtszunahme ein zu großes Ausmaß angenommen hat.

Die Empfehlungen, die wir in diesem Buch aussprechen, bauen auf den neuesten wissenschaftlichen Erkenntnissen auf und ihre Wirksamkeit ist auch wissenschaftlich nachgewiesen. Auf die vielen Hochglanzversprechen, die zwielichtigen und nicht bewiesenen widersprüchlichen Diäten, Mittelchen und Apparate der Abnehmindustrie haben wir beim Verfassen verzichtet – sie schaden mehr, als sie nutzen, und kosten bestenfalls nur sinnlos verbrachte Lebenszeit.

Unverschuldete Gründe, an die niemand denkt

Vielleicht leiden Sie an Übergewicht und können sich nicht erklären, warum, da Sie bisher noch nie Probleme mit Ihrem Gewicht hatten. Oder bei Ihnen ist eine endokrinologische Erkrankung wie ein Hypogonadismus diagnostiziert worden, bei der Ihnen Ihr behandelnder Arzt beziehungsweise Ihre Ärztin schon eröffnet hat, dass es zu einer Gewichtszunahme kommen kann. Vielleicht mussten Sie sich auch einer Operation am Gehirn unterziehen oder Sie haben mit dem Rauchen aufgehört, und nun klettert das Gewicht kontinuierlich nach oben. Oder Sie haben ganz einfach unbemerkt Ihr Essverhalten verändert, sei es durch eine psychische Erkrankung, durch einen Jobwechsel, weil Sie zum Beispiel in den Ruhestand gegangen sind oder sich ganz einfach aufgrund körperlicher Einschränkungen weniger bewegen können. Und zu guter Letzt gibt es von uns Ärzten verursachte Gründe, warum Sie zunehmen, beispielsweise viele häufig verschriebene Medikamente.

Sie sehen: Es gibt viele Gründe, warum sich das Körpergewicht nach oben verändert. In diesem Buch möchten wir alle uns bekannten Ursachen für eine Gewichtszunahme beleuchten, um Ihnen bei der Ursachenforschung für Ihr Übergewicht zu helfen. Bei einigen Erkrankungen ist eine ärztliche Abklärung notwendig, um den Verdacht zu sichern.

Wir unterscheiden in unserem Ratgeber:
1. iatrogene (ärztlich verursachte) Gründe, dazu zählen Medikamente wie Antidepressiva, Neuroleptika, Stimmungsstabilisierer, Insulin und orale Antidiabetika, Betablocker, Glukokortikoide, Nahrungsergänzungsmittel oder Operationen am Hypothalamus;
2. neuroendokrine/hormonelle Ursachen, dazu gehören Morbus Cushing, Hypothyreose, Winterdepression, Erkrankungen des Hypothalamus, polyzystisches Ovarialsyndrom, Hypogonadismus oder Wachstumshormonmangel;

3. Verhaltensveränderungen wie Stressessen, Schlafentzug, sitzender Lebensstil, der Gute-Nacht-Snack, Belohnungsessen, wiederholte erfolglose Diäten, Binge Eating;
4. Raucherentwöhnung;
5. Diätfehler, Ernährungsverhalten der Mutter, Übergewicht in der Kindheit, industrielle gefertigte Lebensmittel, Essen bei Durst, hochkalorische Ernährung;
6. genetische Ursachen wie das Prader-Willi-Syndrom oder einzelne Gendefekte, die beispielsweise zu einem Mangel an Leptin oder dem Leptinrezeptor führen;
7. Altern, das durch die physiologische Abnahme des Grundumsatzes verursachte Übergewicht;
8. sozioökonomische Faktoren, niedriges Einkommen, geringes Bildungsniveau.

Gewusst wie

Mit Hintergrundinformationen darüber, wie der eigene Körper funktioniert, fällt es leichter, manche Verhaltensänderungen umzusetzen. Daher ist es wichtig, sich mit dem eigenen Körper, dem Stoffwechsel, den Hormonen, den Kalorien, den Ernährungsbausteinen auseinanderzusetzen. Das Abnehmprogramm, das wir Ihnen in diesem Buch vorstellen, wird sehr viel einleuchtender, wenn Sie wissen, warum Kalorie eben nicht gleich Kalorie ist oder was der Hungerstoffwechsel beim Abnehmen für eine Rolle spielt. Seien Sie gespannt, der eine oder andere Aha-Effekt wird sicher nicht ausbleiben!

SO ARBEITEN SIE MIT DIESEM BUCH

Sie haben diesen Ratgeber gekauft, weil Sie …
1. ungewollt Gewicht zugenommen haben und keine wirklich gute Erklärung dafür haben, da Sie in der Vergangenheit nie Gewichtsprobleme hatten, oder
2. bereits eine ärztliche Diagnose gestellt oder Therapien verschrieben bekommen haben, die erwartungsgemäß zu Übergewicht führen.

Nun wollen Sie zurück zu Ihrem Normalgewicht beziehungsweise das Normalgewicht erhalten. Sie wollen verstehen, wie gewisse Faktoren das Körpergewicht verändern und was Sie vorausschauend präventiv oder – wenn es schon passiert ist – kurativ dagegen tun können.

Oftmals sind es nicht die verschiedenen Erkrankungen oder Therapien allein, die zur Gewichtszunahme führen, sondern diese Faktoren verstärken nur kleinere, ungünstige Essgewohnheiten und Ernährungsfehler, die nun stark zum Tragen kommen. Bei manchen Menschen kann es zu einer Vervielfachung des Ausgangsgewichtes kommen, bei anderen handelt es sich »nur« um wenige Kilos. Egal, wo Sie gerade stehen, mit diesem Programm wird es Ihnen gelingen, Ihr Gewicht positiv zu beeinflussen.

Das finden Sie in den einzelnen Kapiteln

Zum besseren Überblick haben wir die wichtigsten Inhalte aus jedem Kapitel nachfolgend zusammengefasst. So können Sie gezielter nachschlagen.

Kapitel 1: Hier lernen Sie zu verstehen, wie der eigene Körper funktioniert, der Stoffwechsel arbeitet, warum man generell dick wird und weshalb verschiedene Medikamente dick machen. Erst mit diesem Wissen ist es im zweiten Schritt möglich, gegen die überflüssigen Pfunde individuell und gezielt vorzugehen.

Kapitel 2: In Kapitel 2 erhalten Sie wichtige Informationen über Folgeerkrankungen des Übergewichtes und warum es so wichtig ist, ein paar Pfunde zu verlieren oder gar nicht erst zuzunehmen.

Kapitel 3: In Kapitel 3 lernen Sie die verschiedenen Aspekte kennen, die zu Übergewicht führen, und lesen über Hintergründe, weshalb diese Faktoren dick machen.

Kapitel 4: Hier finden Sie einen Überblick, welche Medikamente häufig für eine Gewichtszunahme verantwortlich sind und was Sie dagegen tun können.

Kapitel 5: In Kapitel 5 erfahren Sie, wie Sie dem Übergewicht auf die Pelle rücken und was Sie tun können, um Ihren Erfolg langfristig zu erhalten. Wichtig war uns in diesem Kapitel vor allem die ganzheitliche Betrachtung von Körper und Seele!

Kapitel 6: In diesem Kapitel finden Sie ein Programm, das wissenschaftlich fundiert zum Gewichtsverlust führt. Sie lernen die drei Säulen des Normalgewichtes kennen und Maßnahmen, die Sie im Anschluss an das vierwöchige Programm dauerhaft umsetzen sollten.
1. Essverhalten und Nahrungsgewohnheiten analysieren und gezielt ändern.
2. Kalorienreduktion maßgeschneidert, passend zu Ihrer Situation.
3. Bewegung, Aktivität und Entspannung in den Alltag integrieren.

Kapitel 7: Ein weiteres Kapitel für den Fall des sehr starken Übergewichts, der Adipositas permagna, beschreibt Ihnen, was zu tun ist, wenn andere Therapieoptionen nötig werden.

Kapitel 8: Zum Abschluss haben wir ein Kapitel mit der Bewertung von gängigen Diäten angefügt, damit Sie erfahren, welche Diät was leisten kann oder auch nicht.

Am Ende jedes Kapitels finden Sie eine kurze Zusammenfassung der wichtigsten Inhalte. Das ist auch sehr hilfreich, wenn Sie einzelne Aspekte nochmals nachlesen wollen.

 Vorsicht bei medikamentös verursachtem Übergewicht

Wichtig ist, dass Sie auch nach Lektüre dieses Ratgebers Ihre Medikation nicht eigenständig verändern oder absetzen. Das sollte nur nach ärztlicher Rücksprache erfolgen, denn auch wenn Sie durch ein Medikament eine Gewichtszunahme bemerken, gilt es, eine gute Risiko-Nutzen-Abwägung zu erstellen, und das kann dieser Ratgeber allein nicht leisten. Das gelingt nur im vertrauensvollen Gespräch mit Ihrem behandelnden Arzt beziehungsweise Ihrer Ärztin. Abruptes Absetzen von Medikamenten hat oftmals negative Folgen, die Sie auf keinen Fall riskieren sollten.

Wir wünschen Ihnen nun interessante Stunden mit diesem Ratgeber und natürlich viel Erfolg beim Halten oder Reduzieren Ihres Körpergewichts. Mit den im Buch beschriebenen Strategien wird Ihnen das sicher gelingen.

München, im Winter 2022
Die Autoren

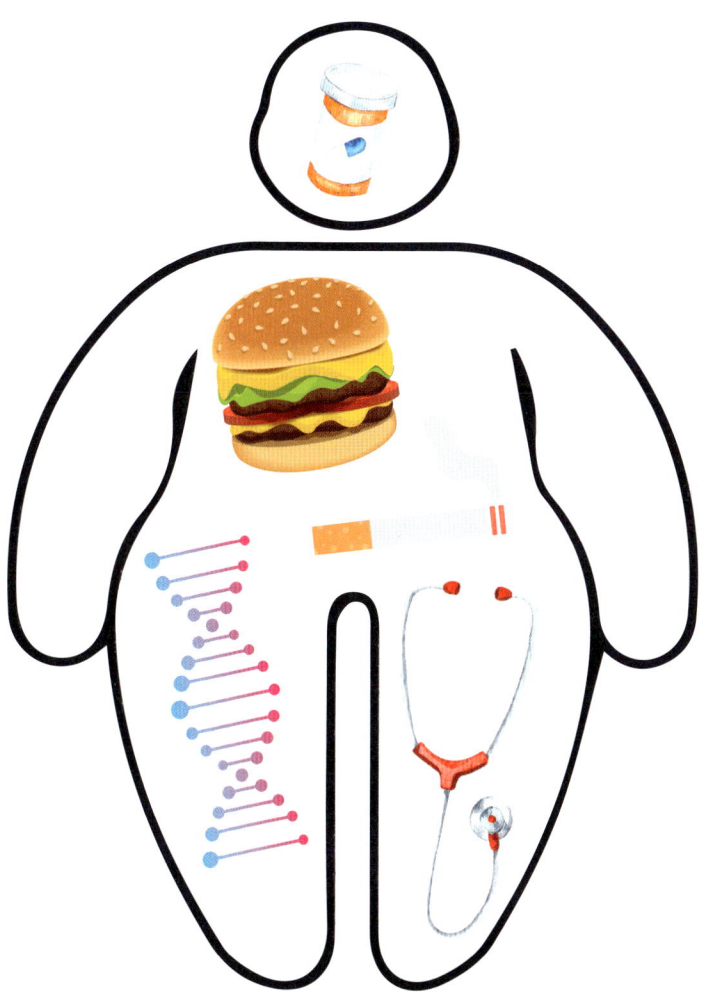

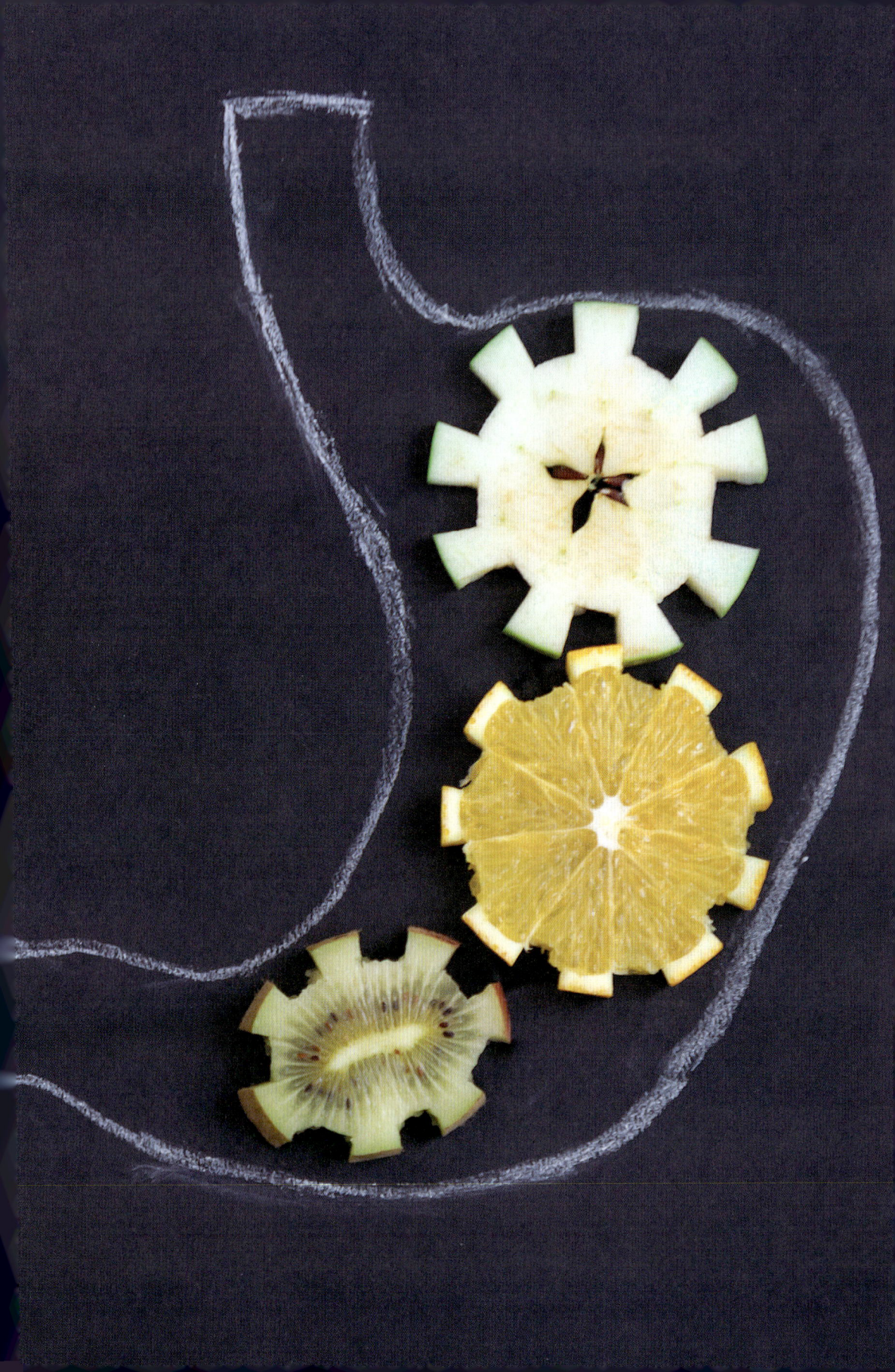

Kapitel 1

SO FUNKTIONIERT UNSER STOFFWECHSEL UND DARUM WERDEN WIR DICK

STOFFWECHSEL –
WAS IST DAS ÜBERHAUPT?

In unserem Körper werden kontinuierlich Substanzen in andere Substanzen umgewandelt. Das geschieht über verschiedenste chemische Prozesse mithilfe von Enzymen, deren Wirkungsweise etwa mit der eines Katalysators im Auto vergleichbar ist. Die Fachbezeichnung für diesen Umwandlungsvorgang lautet Metabolismus oder einfach Stoffwechsel. Diese permanenten Aufbau-, Abbau- und Umbauprozesse sind notwendig, um zum Beispiel Energie zu gewinnen, um Körpersubstanz wie Muskelmasse aufzubauen, und überhaupt für alle Vorgänge, die uns am Leben erhalten.

Wenn wir Nährstoffe von außen aufnehmen, dann sprechen wir von Fremd-stoffmetabolismus. Werden diese Stoffe in unseren Körper integriert und einge-baut, wird das Assimilation genannt. Umgekehrt bezeichnet man Reaktionen, bei denen der Körper eigene Bestandteile abbaut, als Dissimilation. Dabei versucht der Körper zumeist, Energie zu gewinnen.

Anabolismus und Katabolismus

Der gesamte Stoffwechsel wird in zwei entgegengesetzte Abläufe unterschieden. Zum einen gibt es den Anabolismus (bekannt durch die Anabolika der Bodybuil-der), hier werden Stoffe und Körpersubstanz aufgebaut, zum Beispiel Muskeln. Im Gegensatz dazu steht der Katabolismus, bei dem Stoffe und Körpersubstanz abgebaut werden – zum Beispiel Fettgewebe, wenn wir hungern. Die Schnitt-stelle zwischen diesen beiden Prozessen bilden die sogenannten Metaboliten, also die Stoffwechselzwischenprodukte. Diese Metaboliten sind einfache che-mische Teilchen, die entweder Ausgangs- oder Abfallprodukt dieser Reaktionen sind und die mithilfe von Enzymen in verschiedenste andere Stoffe/Metaboliten umgewandelt werden können.

Die wichtigsten Organe bei diesen Stoffwechselprozessen sind die Leber, der Darm, die Nieren und die Muskulatur. Der Blutkreislauf dient als Verteiler, der die Stoffe/Metaboliten an den richtigen Ort bringt. Auch Hormone und andere Botenstoffe wie zum Beispiel das Insulin, ein Hormon der Zuckerregulation, werden über den Blutkreislauf zu nahezu allen Zellen gebracht, um ihnen zu signalisieren, was mit dem entsprechenden Metaboliten, in diesem Fall Zucker (Glukose), zu tun ist.

Nahrungsaufnahme und Verdauung

Die Ausgangsstoffe für den Stoffwechsel nehmen wir mit der Nahrung zu uns. Die Verdauung beginnt bereits im Mund, wo die Nahrungsmittel zerkleinert, verflüssigt, aufgespalten und geschluckt werden. Über die Speiseröhre gelangen sie in den Magen, der größere Mengen aufnehmen kann, die durchmischt, zerkleinert und verdaut werden. Im Dünndarm wird der Speisebrei mithilfe von Bauchspeicheldrüsensekret und Gallenflüssigkeit aus der Leber weiter verdaut. Die Nährstoffe gelangen über die Dünndarmwand in den Blutkreislauf.

Im Dickdarm wird der unverdauliche Rest durch Wasserentzug eingedickt, bevor er schließlich ausgeschieden wird.

Auch das Gehirn und die peripheren Nerven spielen eine wichtige Rolle, etwa wenn sie unserem Körper die Information geben: »Eine Pizza ist genug.« Der Magen meldet solche Informationen – unter anderem über seinen Dehnungszustand – über spezielle Nerven an das Gehirn.

Außerdem hat Erlerntes einen großen Anteil bei der Nahrungsaufnahme (und damit am Stoffwechsel), da beispielsweise das Sättigungsgefühl stark mit wahrgenommenen

Das Verdauungssystem des Menschen. Verdauung ist eine Vorstufe des Stoffwechsels.

Reizen und Erinnerungen verknüpft ist: Habe ich das letzte Mal drei Butter-cremetortenstücke gegessen und mir wurde nicht übel, dann nehme ich an, dass ich erneut eine solch große Menge Torte essen kann, ohne kurzfristige Konsequenzen zu befürchten. Gerade diese erlernten Verhaltensweisen haben einen großen Einfluss auf das Stoffwechselverhalten unseres Körpers.

Umweltfaktoren wie die Temperatur greifen ebenfalls in unseren Stoffwechsel ein. Ist es heiß, trinken wir lieber, bei Kälte nehmen wir lieber warme Nahrungsmittel zu uns.

Außerdem ist es wichtig zu wissen, dass der Körper bestrebt ist, benötigte Energie zunächst von außen zuzuführen, bevor er körpereigene Reserven angreift. Das macht Abnehmen (auch) so schwer.

Der Einfluss des Erbguts

Die genetische Ausstattung, unser Erbgut, beeinflusst selbstverständlich auch unser Körpergewicht. Inzwischen kennen wir über 500 verschiedene Genabschnitte beziehungsweise Genorte auf unseren Chromosomen, die an der Regulation des Körpergewichts beteiligt sind. Chromosomen beinhalten Erbinformationen und setzen sich aus der DNA, Desoxyribonukleinsäure und weiteren Bausteinen zusammen. Diese Erbinformationen regulieren unser Körpergewicht unter anderem durch gezieltes An- und Ausschalten unseres Stoffwechsels. Ob Gene an- oder ausgeschaltet werden, hängt auch mit Ereignissen in unserem oder dem Leben unserer Vorfahren zusammen. Denn schon heute wissen wir, dass nicht nur die Gene allein, sondern auch manche Kohlenstoffverbindungen (zum Beispiel sogenannte Methylgruppen) an der DNA beteiligt sind und den Stoffwechsel regulieren. Diese Modulatoren der DNA erforscht die sogenannte Epigenetik. Die Erkenntnis über diese Wirkzusammenhänge ist noch ziemlich neu und inwieweit sie bei der Regulation des Körpergewichts eine Rolle spielen, ist noch nicht komplett verstanden. Gesichert ist jedoch, dass übergewichtige Babys von bereits in der Schwangerschaft übergewichtigen Müttern lebenslang ein doppelt so hohes Risiko haben, übergewichtig zu sein. Vermehrte Methylgruppen am Genort für das Sättigungshormon POMC (Proopiomelanocortin) führen zu einer Reduzierung der Aktivität des zuständigen Gens, was wiederum zu einer Verringerung des POMC führt. Das Ergebnis: Man wird weniger schnell satt!

Unsere genetischen und epigenetischen Ausstattungen spielen ebenfalls eine Rolle in unserem Stoffwechsel, sind jedoch nicht allein verantwortlich.

Schon die Vielzahl der Genorte zeigt, dass unser Körpergewicht durch ein sehr komplexes Zusammenspiel der einzelnen Stoffwechselvorgänge, die durch unsere Gene gesteuert werden, beeinflusst wird. Bisher wurden bei Personen mit unterschiedlicher genetischer Ausstattung exemplarisch der Body-Mass-Index (BMI; Körper-Masse-Index) und der Taillen-Hüft-Quotient untersucht. Dabei konnte bei Menschen mit einem hohem BMI oder einem hohen Taillen-Hüft-Quotienten das Erbgut teilweise entschlüsselt und einige häufig vorkommende Genorte, die sich beim Vergleich mit denen von schlanken Personen unterschieden, identifiziert werden. Nennen wir diese veränderten Genorte zunächst mal die Dickmacher-Gene. Dass nur die Gene am Übergewicht schuld sein sollen, greift jedoch zu kurz, denn nur aufgrund einer ungünstigen genetischen Ausstattung muss der Betroffene nicht zwangsläufig dick werden. Auch Umwelteinflüsse wie das Nahrungsangebot fallen im wahrsten Sinne des Wortes stark ins Gewicht. Aus der Zwillingsforschung gibt es hierzu wertvolle Erkenntnisse, denn sie zeigt, dass die genetische Ausstattung zwar von zentraler, aber nicht alleiniger Bedeutung ist und dass erlerntes Verhalten – etwa ein aktiver Lebensstil mit moderater Bewegung – ebenfalls einen großen Anteil am Körpergewicht hat. Für das Körpergewicht günstige Faktoren sind also auch Aufklärung und Wissensvermittlung über einen gesunden Lebensstil und eine schlank haltende Ernährung.

Was bedeutet das also? Wenn in Ihrer Familie Übergewicht häufig ist und das Erbgut wohl eher auf der ungünstigen Seite steht, stecken Sie bitte nicht den Kopf in den Sand, denn es gibt zahlreiche Möglichkeiten, dennoch normalgewichtig zu bleiben. In einem späteren Kapitel erfahren Sie noch etwas genauer, welche Erkrankungen der Chromosomen und Gene wir bereits kennen.

Die folgende Tabelle verdeutlicht, dass Sie viele Möglichkeiten haben, Ihr Gewicht zu beeinflussen, und es nicht als vorbestimmt hinnehmen müssen.

Körpergewicht – beeinflussbare und nicht beeinflussbare Wirkfaktoren

Beeinflussbare Faktoren	Nicht beeinflussbare Faktoren
Ernährung	Genetische Ausstattung
Bewegung	Erkrankungen, die eine zeitweise Medikamenteneinnahme nötig machen
Essverhalten	Raucherentwöhnung
Stress	Grundumsatz (teilweise beeinflussbar)
Aufklärung und Wissensvermittlung	Körpertemperatur (teilweise beeinflussbar)
Schwangerschaft	Alter
Schilddrüsenunterfunktion, Morbus Cushing und Ähnliches	Geschlecht
Psychische Erkrankungen wie Depression	Größe
Entzündungen (teilweise beeinflussbar)	Umgebungstemperatur (teilweise beeinflussbar)
Sozioökonomische Faktoren	Medikamente (teilweise beeinflussbar)

Ab wann gilt man als zu dick?

Wissenschaftler*innen haben versucht, eine allgemeingültige Definition für Übergewicht zu erstellen. Bestimmt haben Sie schon vom Body-Mass-Index gehört, kurz BMI, dem derzeit gängigsten Index. Dabei wird das aktuelle Körpergewicht in Relation zur eigenen Körperoberfläche gesetzt. Die Oberfläche wird allerdings nur quadriert, so als wären wir ein zweidimensionales Viereck, was natürlich nicht der Realität entspricht. Dass in solch einer Formel nicht alles berücksichtigt werden kann, liegt auf der Hand. Messbar ist vor allem nicht die eigentliche Körperzusammensetzung, also das Verhältnis von Knochenmasse,

Muskelmasse und Fettmasse, die in den BMI nicht eingehen. Ein sehr viel einfacher zu berechnender Index ist der Broca-Index. Der Broca-Index errechnet sich aus der Körpergröße in Zentimentern minus 100. Dieser Index berücksichtigt die Körperzusammensetzung ebenfalls nicht und ist auch nur für Durchschnittsgrößen (160 bis 180 Zentimeter) als grobe Abschätzung geeignet. Abweichungen von diesen Indizes werden in Prozent ausgedrückt.

Eine deutlich bessere Möglichkeit bietet die sogenannte bioelektrische Impedanzanalyse (BIA), bei der über die unterschiedlichen Leitfähigkeiten der verschiedenen Körpergewebe die Zusammensetzung und vor allem der Körperfettanteil bestimmt werden kann. Bei diesem Messverfahren wird ein nicht spürbarer Schwachstrom durch den Körper gesendet. Aber auch diese Art der Körperfettbestimmung ist nicht makellos, so wird die Leitfähigkeit der Gewebearten von Erkrankungen, vom menstruellen Zyklus der Frau, ja sogar von der Ethnie der Proband*innen beeinflusst. Die BIA wird heutzutage in Fitnessstudios mit Billiggeräten angeboten und auch Körperfettwaagen für den Hausgebrauch basieren auf diesem Prinzip. In den Leitlinien der Fachgesellschaften findet die BIA derzeit keine Erwähnung, da exakte Messverfahren einen viel zu hohen Aufwand bedeuten. Sinnvoll kann die BIA nur mit geeichten, hochwertigen Geräten und speziell geschultem Personal sein. Durch eine Software muss zusätzlich eine Störfaktorkorrektur bei Vorerkrankungen und während des Menstruationszyklus durchgeführt werden.

Viszerales Fettgewebe

Zusammenfassend lässt sich festhalten, dass trotz vieler schöner Indizes Übergewicht durch zu viel Fettgewebe am Körper definiert wird und dieser Zustand leider nur schwer messbar ist. Es sind meistens eben nicht die viel zitierten »schweren Knochen«, die für das Mehr auf der Waage verantwortlich sind. Einen sehr wichtigen Anteil an den übergewichtsbedingten Folgeerkrankungen hat eben das Fettgewebe, vor allem das Fettgewebe, das im Bauch gespeichert wird. Wir nennen das sehr ungünstige Bauch-Fettgewebe »viszerales Fettgewebe«, also Eingeweidefettgewebe. Dieses viszerale Fettgewebe ist hormonell besonders aktiv und wir wissen heute, dass es wesentlich an den Folgeerkrankungen wie Herzinfarkt und Schlaganfall beteiligt ist. Vor allem Männer neigen dazu, ihr Fett im und am Bauch anzusetzen, was sehr ungünstig ist. Die Fettverteilung am Bauch bei Männern wird als Apfeltyp bezeichnet. Bei Frauen ist das Fett oftmals mehr an Hüften und Oberschenkeln verteilt. Diese »birnenförmige« Fettverteilung erscheint etwas weniger ungünstig.

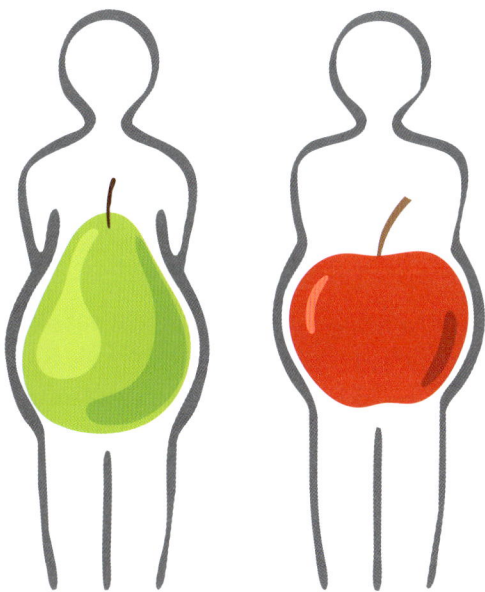

Typische Fettverteilung bei Männern und Frauen: Apfeltyp und Birnentyp

Dadurch erklärt sich, dass Männer häufiger an übergewichtsbedingten Folgeerkrankungen wie Herzinfarkt und Schlaganfall erkranken. Frauen sind durch ihre weiblichen Geschlechtshormone (Östrogene) zumindest bis zu den Wechseljahren zusätzlich etwas geschützt, da sie ihre Fettpölsterchen vor der Menopause nicht im und am Bauch ansetzen. Erst nach den Wechseljahren gleicht sich die Fettverteilung an die der Männer an und auch Frauen bekommen dann einen Bauch. Fachlich bezeichnen wir das als »stammbetontes Übergewicht«. Warum gerade dieses Fettgewebe so wichtig ist, erfahren Sie im nächsten Kapitel.

Fettgewebe hat aber nicht nur negative Eigenschaften, sondern auch positive. Es schützt zum Beispiel unsere Nieren vor zu viel Erschütterung, dient als temperaturregulierende Isolationsschicht und ist selbstverständlich unser lebenswichtiger Energiespeicher für magere Zeiten. Auch schlanke Menschen haben also Fettgewebe, nur eben viel weniger. Auch werden im Fettgewebe wichtige Substanzen hergestellt und gespeichert, etwa das wichtige Vitamin D.

SO WIRD'S GEMACHT

Formel für die Berechnung des Body-Mass-Index: Körpergewicht in Kilogramm geteilt durch Körpergröße in Meter im Quadrat, zum Beispiel 100 kg : $(1{,}80\ m \times 1{,}80\ m) = 31\ kg/m^2$

BMI und Gesundheitsrisiken

Die Fachgesellschaften haben sich für den Moment auf den BMI als standardisiertes Maß für Übergewicht festgelegt. Sollten Sie in die Kategorie Übergewicht mit einem BMI von größer 25 kg/m^2 fallen, ist es außerordentlich wichtig, dass Sie den Ratschlägen dieses Buchs folgen. Sie können anhand der folgenden Tabelle auch schon sehen, dass nicht nur das Risiko für Folgeerkrankungen bei Übergewicht erhöht ist, sondern auch die generelle Sterblichkeit.

Folgeerkrankungen und Sterblichkeit bezogen auf den Body-Mass-Index/BMI

BMI (kg/m²)	Kategorie	Risiko für Folgeerkrankungen	Sterblichkeit im Vergleich zu Gleichaltrigen
< 18,5	Untergewicht	niedrig	erhöht
18,5–24,9	Normalgewicht	durchschnittlich	durchschnittlich
25–29,9	Übergewicht	gering erhöht	gering erhöht
30–34,9	Fettleibigkeit/Adipositas Grad I	erhöht	erhöht
35–39,9	Fettleibigkeit/Adipositas Grad II	hoch	mäßig erhöht
≥ 40	Fettleibigkeit/Adipositas Grad III	sehr hoch	deutlich erhöht

NÄHRSTOFFE –
WELCHE ROLLE SPIELEN SIE?

Um unseren Stoffwechsel zu betreiben, müssen wir unserem Körper Makronähr-stoffe (Eiweiß, Fett, Kohlenhydrate/Zucker) zuführen. Zusätzlich benötigen wir lebensnotwendige Mikronährstoffe wie Vitamine, Salze und essenzielle Amino-säuren, damit die Stoffwechselprozesse in unserem Körper koordiniert ablaufen können. Ballaststoffe sind Stoffe, die der Körper nicht oder nur teilweise verar-beiten kann. Sie sind wichtig, um Blutfette zu reduzieren und das Sättigungsge-fühl günstig zu beeinflussen, zudem senken Ballaststoffe das Darmkrebsrisiko. Sie sind also sehr wichtig in einer ausgewogenen Ernährung.

Eine ausgewogene Ernährung sollte pro Tag circa 50 bis 55 Prozent Kohlenhy-drate, 15 bis 25 Prozent Eiweiße und 20 bis 30 Prozent Fette enthalten. Dabei gibt es geschlechtsspezifische Unterschiede im Makro- und Mikronährstoffbe-darf. Dies wird am deutlichsten erkennbar am Eisen: Männer müssen etwa 5 Mil-ligramm weniger Eisen pro Tag zu sich nehmen als Frauen, da sie nicht jeden Monat mit der Regelblutung Eisen verlieren.

Mit den Lebensjahren wird der Stoffwechsel immer langsamer und der Nähr-stoffbedarf nimmt im Alter stark ab. Wenn man im Rentenalter also endlich mehr Zeit zum Essen hätte, kann man nicht mehr so viel zu sich nehmen, wie man gerne möchte, ohne schnell an Gewicht zuzulegen.

Gewusst wie

Was passiert eigentlich, wenn wir auf jegliche Nährstoffzufuhr verzichten müssen, zum Beispiel wenn wir auf einer Intensivstation behandelt werden? Dann kommt es in sehr kurzer Zeit zu einer Verkümmerung der nährstoff-aufnehmenden Darmschleimhaut. Diese sogenannte Zottenatrophie hat unter anderem zur Folge, dass unser Abwehrsystem sich mit allerhand Er-regern konfrontiert sieht, die den angegriffenen Schutzwall, den der Darm darstellt, nun überwinden können. Wir werden also anfälliger für viele Infek-tionserkrankungen. Früher war die Nulldiät, die diesen Effekt auslösen kann, modern; sie ist zu Recht wieder verschwunden.

Ausgewogenheit und Vielfalt sind wichtig

Auf der Website der Deutschen Gesellschaft für Ernährung (DGE) kann man für jeden Nährstoff die empfohlene Tagesmenge nachschlagen. Bei einer gesunden, ausgewogenen Mischkost ist dieses Wissen aber für den Einzelnen nicht allzu wichtig.

Die Kalorien der aufgenommenen Lebensmittel sollten wir dennoch kennen, da sie für unser Körpergewicht entscheidend sind. Heutzutage wird es durch verschiedene Apps und Computerprogramme sehr viel leichter zu überwachen, was man eigentlich den ganzen Tag zu sich nimmt. Apps rechnen inzwischen automatisch aus, wie viele Makro- und Mikronährstoffe in der Ernährung enthalten sind, und geben zugleich die zugeführten Kalorien an.

Eine Kalorienüberwachung ist für jedermann empfehlenswert, nicht nur für Übergewichtige. Zunächst ist es hilfreich, eine Woche lang ein Ernährungstagebuch zu führen – das geht auch online. So bekommen Sie einen guten Überblick, wie es um die eigene Nährstoffzufuhr bestellt ist und wo sich die Ernährungssünden finden. Sinnvoll ist eine Ernährungserfassung allerdings nur, wenn Sie ehrlich zu sich sind und auch jeden Schokoriegel angeben, den Sie zwischendurch verzehrt haben.

Gewusst wie

Ballaststoffe dürfen in keiner ausgewogenen Ernährung fehlen. Mindestens 30 Gramm pro Tag empfiehlt die Deutsche Gesellschaft für Ernährung. Kalorien, die in Form von Ballaststoffen zugeführt werden, werden mit dem Stuhlgang wieder ausgeschieden, weil sie sehr schlecht verstoffwechselt werden. Eine Studie konnte zeigen, dass bei einer gleich hohen Kalorienzufuhr eine ballaststoffreiche Kost schlechter verwertet wird als eine ballaststoffarme und so im Endeffekt zu einer geringeren Gewichtszunahme führt. Kalorien sind eben nicht gleich Kalorien, es kommt auf die Zusammensetzung des Nahrungsmittels an und was der Körper schließlich damit anfängt.

Es liegt auf der Hand, dass wir nicht jeden Tag die vorgeschriebene Menge an Makronährstoffen zu uns nehmen können. Das sehen die Empfehlungen der

Deutschen Gesellschaft für Ernährung auch nicht vor. Jedoch sollte jeder versuchen, sich möglichst abwechslungsreich zu ernähren, vor allem im Hinblick auf die Mikronährstoffe. Eine Paprika hat mehr Vitamin C als eine Tomate, Fleisch hat mehr Eisen als Linsen, diese enthalten wiederum mehr Eisen als Kartoffeln. Ernähren Sie sich sehr abwechslungsreich, dann versorgen Sie sich ausreichend mit allen Makro- und Mikronährstoffen und Sie müssen sich eigentlich um nichts weiter kümmern. Ernähren Sie sich hingegen zu einseitig – auch wenn Sie sich vermeintlich gesund ernähren und beispielsweise hauptsächlich frische Tomaten essen –, kann es zu einem Mangel kommen. Einseitige Kostformen sollten Sie daher links liegen lassen, selbst wenn sie in gesundem Gewand daherkommen. Ein Beispiel für einseitige Kostformen ist die vegane Ernährung, bei der Vitamin-B_{12}- und Eisenmangel auftreten.

Mehr hierzu erfahren Sie im Kapitel über das Abnehmprogramm.

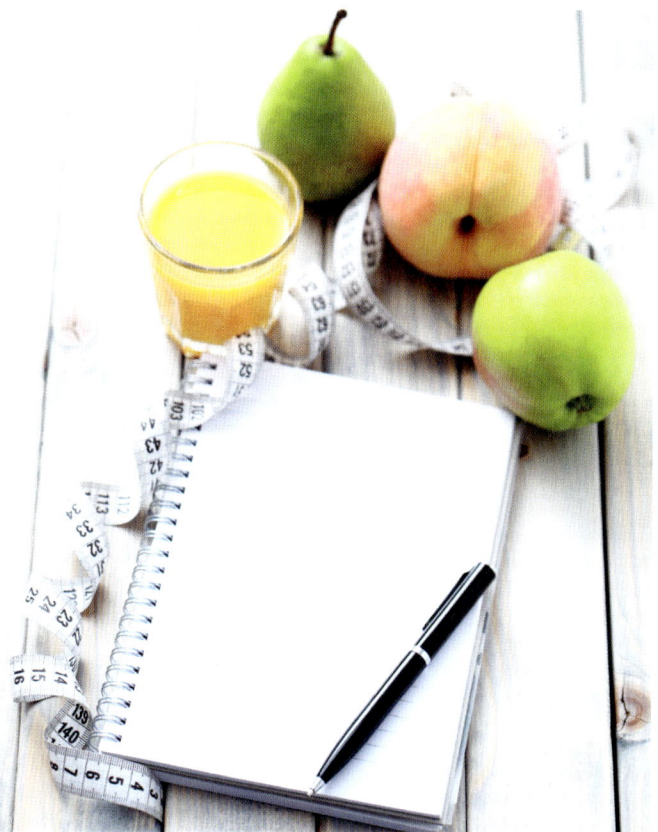

Verschaffen Sie sich mit einer möglichst lückenlosen Liste eine Woche lang einen Überblick über all das, was Sie essen und trinken.

Unser Körper, der Energieproduzent

Die individuellen Ernährungsentscheidungen sind also ein wesentlicher Co-Faktor des Körpergewichts. Unser Körper ist in diesem Zusammenhang wirklich faszinierend; er kann zum Beispiel aus eigener Kraft den Zucker »Glukose« aus anderen Stoffen herstellen und diesen dann in der Leber und Muskulatur speichern. Diese Eigenschaft ist vor allem dann wichtig, wenn wir hungern. Denn Glukose treibt alle Vorgänge in unserem Körper an. Dieser Prozess der körpereigenen Glukoseherstellung wird Gluconeogenese genannt und er ist extrem energieaufwendig. Letztendlich kann unser Körper aber deshalb eine gewisse Zeit autark – also ohne Zufuhr von Nährstoffen – überleben, da er die lebensnotwendige Glukose aus Proteinen (vor allem aus der Muskulatur), aus Fettgewebe und aus Glykogen, dem Glukosekurzspeicher, selbst herstellen kann.

Diese Fähigkeit liegt in unserer Geschichte begründet, da wir vor nicht allzu langer Zeit oft Phasen des Hungers überbrücken mussten. Weiterhin kann unser Körper aus überschüssiger Glukose (Schokoladentafel!) Fettsäuren herstellen, die in unserem Fettgewebe gespeichert werden – das wohlbekannte »Hüftgold« –, insbesondere wenn die Speicher für Glykogen, den Zucker-Kurzspeicher, voll sind.

Die Speicherkapazität für Glukose ist aber begrenzt. Ein 70 Kilogramm schwerer Mensch kann in der Leber und Muskulatur etwa 600 Gramm Glykogen speichern. Jegliche zusätzliche Glukose wird in Fettsäuren umgewandelt und im Fettgewebe gespeichert. Das ist ein Grund, weshalb man auch bei vermeintlich fettfreier Ernährung dick werden kann – unser Körper kann aus Zucker und Kohlenhydraten Fett herstellen. Wie gemein!

Gewusst wie

Viele kalorienreduzierte Lebensmittel haben zwar weniger Fett, gleichen den Geschmacksverlust aber mit Zucker aus. Nachdem Sie nun wissen, dass unser Körper aus Zucker Fett herstellt, verstehen Sie, weshalb Sie getrost auf diese Produkte verzichten können, denn sie werden Ihnen beim Abnehmen kaum helfen.

Das besonders Ungünstige dabei ist, dass im Fettgewebe überschüssige Energie fast unbegrenzt gespeichert werden kann. Die Reserven für schlechte Zeiten eben – dann lässt sich das Fett wieder abbauen, um als Energielieferant für unseren Körper zu dienen. Der Stoffwechselkreislauf schließt sich. Nur: Bei unserer modernen Lebensweise gibt es keine schlechteren Zeiten mehr, für die wir Reserven anlegen müssten. Lebensmittel sind überall und jederzeit verfügbar.

Vielleicht gibt es in der Zukunft ein Nachfolgemodell des Menschen, das sich an diese modernen Umstände des Nahrungsmittelüberflusses angepasst hat und die überschüssige Glukose und überschüssiges Fett einfach wieder ausscheidet. Bis dahin hilft also vor allem eins: Die Zufuhr von zu viel Kalorien zu verhindern. Die alten Römer benutzten nach einem Gelage, bei dem sie sich der Völlerei hingegeben hatten, einen Federkiel, um das Überflüssige wieder loszuwerden. Schlau war diese Strategie aber nicht, denn durch das selbst verursachte Erbrechen kommt es zu Verschiebungen der Blutsalze, zu Herzrhythmusstörungen, Speiseröhrenentzündungen, Zerfall der Zähne und Entzündungen der Speicheldrüsen. Diese Symptome treten auch bei Patient*innen mit einer Bulimie auf, einer Essstörung, bei der nach Fressattacken selbstständig Erbrechen herbeigeführt wird. Ein solches Verhalten ist für Gewichtsprobleme unter keinen Umständen eine Lösung!

Grundumsatz – Verbrauch in Ruhe

Nun wissen Sie, warum wir immer wieder essen müssen: In erster Linie, um Energie zu sparen, die wir bei der Selbstherstellung von Glukose aufwenden müssten – ein Vorgang, der rasch zum Aufbrauchen unserer Ressourcen (Fettpolster) führen würde. Es ist einfacher, die Energie »von außen« in Form von Nudeln, Vollkornbrot, Eiern und Olivenöl zu sich zu nehmen.

Jeder Makronährstoff (Eiweiß, Zucker, Fett) hat dabei seinen eigenen Stoffwechsel. Die verschiedenen Stoffwechsel sind über Stoffwechselzwischenprodukte, die Metaboliten, miteinander verwoben. Um unsere Körperfunktionen in Ruhe bei 20 Celsius Umgebungstemperatur aufrechtzuerhalten, hat jeder Mensch einen bestimmten Energiebedarf. Dieser Energiebedarf wird Grundumsatz genannt und ist individuell sehr verschieden. Kleine, leichte Menschen haben einen geringeren Grundumsatz als große, muskulöse Menschen. Der Grundumsatz beschreibt nichts anderes als die im Ruhezustand erzeugte Wärme

(»basale Thermogenese«). Er ist übrigens auch von der Muskelmasse abhängig. Mehr Muskelgewebe bedeutet mehr Grundumsatz und damit mehr Energieverbrauch.

Neben dem Energieverbrauch während der sportlichen Betätigung verbrennt die dabei gebildete Muskelmasse auch danach weiter Energie, hilft Ihnen also, überschüssige Pfunde auch im Schlaf zu verbrennen. Ein weiterer Grund, Sport zu treiben!

Der Hype ums Essen

Zusammenfassend können wir festhalten, dass unser Stoffwechsel aus fast allen Nährstoffen Energie gewinnen kann, die wir brauchen, um unsere Kernfunktionen wie Denken, Atmen, Gehen und den Blutkreislauf aufrechtzuerhalten. Überschüssige Energie legt unser Organismus in Fettspeichern ab.

Nüchtern betrachtet, ist die Nahrungsaufnahme nichts anderes als die Notwendigkeit, uns mit Energie zu versorgen. In den letzten Jahrzehnten hat allerdings eine Verschiebung zur genussbetonten Nahrungsaufnahme stattgefunden. Essen wird zelebriert mit allen möglichen Nebenschauplätzen wie Dekoration, Sternerestaurants, Kochshows und verschiedensten Diäten/Ernährungsweisen von Low-Carb über Paläo zu veganer Ernährung. Ernährungsformen haben inzwischen einen fast religiösen Charakter. Werbung gaukelt uns zudem ein Bild vor, das mit der Realität nicht mehr viel zu tun hat. Die meisten Deutschen nehmen ihr Essen im Stehen oder im Vorbeigehen ein; gemeinsame Mahlzeiten in Ruhe und sitzend am Tisch – Fehlanzeige. Den Verkaufszahlen zufolge wird heutzutage hauptsächlich auf sogenannte Convenience-Produkte, die meist industriell gefertigt sind, zurückgegriffen. Über deren Inhaltsstoffe, die eben nicht nur aus Makronährstoffen, Mikronährstoffen und nur selten Ballaststoffen bestehen, kann man nur den Kopf schütteln. Mit gesundem Genuss hat dies dann nur noch selten etwas zu tun, daran werden auch aufgedruckte Lebensmittelampeln nichts ändern.

Bei industriell gefertigten Lebensmitteln werden zudem verschiedene Geschmacksverstärker verarbeitet, die es uns erschweren, mit dem Essen aufzuhören. Am besten machen Sie deshalb einen großen Bogen um industriell gefertigte Lebensmittel, denn sie verleiten zu einem unbewussten Überkonsum.

Kalorienverbrauch und Gesamtumsatz

Sie wissen jetzt, was der Grundumsatz bedeutet. Damit ist es aber nicht getan, denn wir liegen ja nicht den ganzen Tag nur ruhig im Bett, sondern bewegen uns (hoffentlich) viel und verbrauchen dadurch Energie, die uns die Makronährstoffe zur Verfügung stellen. Außerdem benötigt unser Körper für die sogenannte nahrungsinduzierte Thermogenese Energie: Wir verbrauchen einen Teil der Energie, die wir durch die Nahrung aufnehmen, sofort wieder für die Prozesse der Aufnahme, Spaltung, Verstoffwechslung und Speicherung der Makronährstoffe. Hierbei entsteht Wärme, deswegen wird dieser Prozess Thermogenese genannt. Haben Sie schon einmal die Beobachtung gemacht, dass manche Menschen während oder kurz nach der Nahrungsaufnahme plötzlich Kleidungsstücke ablegen, da ihnen warm wird? Das kommt durch die Wärmeentwicklung beim Abbau der gerade zugeführten Nahrung zustande. Großmütter pflegten dann zu sagen: »Beim Essen wird dir warm, beim Arbeiten nie.«

Während wir essen, verbrauchen wir also schon Kalorien – jedoch nur sehr wenige, sodass wir uns nicht schlank essen können. Wenn wir Proteine zu uns nehmen, verbraucht unser Körper circa 20 bis 30 Prozent der zugeführten Energie für die Verstoffwechslung dieser Makronährstoffe, 70 bis 80 Prozent der Energie verbleiben für uns. Bei Zucker sind es ungefähr 8 Prozent und Fette können mit nur 2 Prozent ihrer Energie weiterverarbeitet werden. Physiker würden nun wohl sagen, dass Fette den besten Wirkungsgrad haben.

Der Gesamtumsatz

Der menschliche Körper verbraucht also auf folgende Art Energie:

1. **für den basalen Grundumsatz,**
2. **für alle Aktivitäten wie körperliche Arbeit oder Denken,**
3. **für die nahrungsmittelinduzierte Thermogenese.**
   Alle zusammen ergeben den gesamten Energieumsatz.

Der Grundumsatz ist keine feste Größe, sondern er kann sich verändern. Wenn es sehr kalt ist, muss unser Körper durch Produktion von Wärme gegensteuern und hat dadurch einen höheren Grundumsatz. Wenn wir schlafen, sinkt der Grundumsatz. Je älter wir werden, desto geringer wird – aufgrund der Abnahme der Muskelmasse – unser Grundumsatz. Nun könnte man annehmen, dass schwerere Menschen einen höheren Grundumsatz haben, aber das ist nicht unbedingt der Fall. Entscheidend ist die fettfreie Körpermasse, diese bestimmt den Grundumsatz. Fettgewebe ist stoffwechseltechnisch träge und generiert kaum Grundumsatz. Das bedeutet, dass sehr dicke Menschen zwar ein hohes Körpergewicht haben, ihr Grundumsatz aber niedriger ist als bei einem gleich schweren Menschen mit höherer Muskelmasse.

Ein Gewichtheber, der 110 Kilogramm Körpergewicht (hauptsächlich Muskelmasse) auf die Waage bringt, hat also einen sehr viel höheren Grundumsatz als eine Person, die aufgrund von Übergewicht (hauptsächlich Fettgewebe) 110 Kilogramm wiegt.

Umsatzmessung – die Kalorimetrie

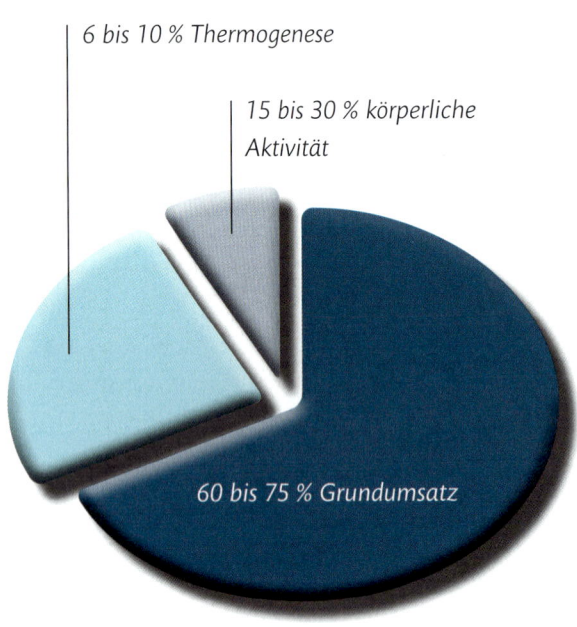

6 bis 10 % Thermogenese

15 bis 30 % körperliche Aktivität

60 bis 75 % Grundumsatz

Aus diesen Teilgrößen setzt sich der Gesamtumsatz, also der gesamte Energieverbrauch des Körpers, zusammen.

Um nun den gesamten Energieumsatz exakt zu berechnen, bedarf es einer speziellen Messung, der sogenannten Kalorimetrie. Heutzutage kommt vor allem die indirekte Kalorimetrie zum Einsatz, bei der über den Verbrauch einer definierten Menge Sauerstoff der gesamte Energieverbrauch des Körpers errechnet werden kann. Vor allem in Forschungseinrichtungen oder ernährungsmedizinischen Spezialzentren wird diese Methode angewandt.

Im Internet gibt es verschiedene Rechner, bei denen man sein Gewicht, Alter, Geschlecht und auch seine Aktivitäten eingeben kann, um so den gesamten Energieumsatz (Grundumsatz plus Aktivitätsumsatz) abschätzen zu können. Dies sind Orientierungshilfen, die eine gute Vorstellung davon geben, wo der eigene gesamte Energieumsatz liegt.

Der gesamte Energieumsatz setzt sich aus etwa 60 bis 75 Prozent Grundumsatz, 15 bis 30 Prozent körperlichem Aktivitätsumsatz und 6 bis 10 Prozent nahrungsinduzierter Thermogenese zusammen. Aus diesen Zahlen wird deutlich, dass man mit der körperlichen Aktivität nur einen kleineren Teil der Kalorien verbrennt, die man zu sich genommen hat. Das bedeutet aber nicht, dass körperliche Aktivität nachrangig ist, wenn Sie Ihr Gewicht reduzieren wollen, denn mit der Zunahme der Muskelmasse durch Training und der Muskelaktivität erhöht sich Ihr Grundumsatz deutlich. Das ist der Grund, warum Diäten ohne zeitgleich vermehrte Bewegung nicht oder zumindest nicht dauerhaft funktionieren!

Gewusst wie

Kalorien als Maß

Kalorie ist eigentlich eine veraltete Maßeinheit für Energie in Form von Wärme. Sie stammt vom lateinischen Wort für Wärme – *calor* – ab. Heutzutage wird der Begriff »Kalorie« oder besser »Kilokalorie« (kcal) als Einheit für die Nährwertangaben beziehungsweise den Brennwert von Lebensmitteln verwendet.

- Wie viel Energie kann unser Körper aus Kohlenhydraten, Eiweiß und Fett erzeugen? 1 Gramm Eiweiß liefert circa 4,1 kcal; da Proteine eine sehr inhomogene Gruppe sind, kann kein genauer Wert bestimmt werden,
- 1 Gramm Kohlenhydrate entsprechen 4,1 kcal,
- 1 Gramm Fett liefert 9,3 kcal und wichtig ist, dass
- 1 Gramm reiner Alkohol 7,1 kcal hat.

Alkohol ist also ein Mega-Dickmacher, vor allem, weil diese Kalorien zum Durstlöschen oder zusätzlich zur Nahrung aufgenommen werden. Es leuchtet also ein, dass bei Gewichtsproblemen der Verzicht auf Alkohol eine wichtige Sofortmaßnahme ist.

Für Nährwertangaben sind Kilokalorien zwar immer noch die gängigere Bezeichnung, Megajoule (MJ) wäre aber die wissenschaftlich korrekte Einheit.

Es gibt vereinfachte, etwas ungenauere Methoden, den eigenen Grundumsatz (GU) und – anhand der körperlichen Aktivität – annäherungsweise auch den eigenen gesamten Energieumsatz zu bestimmen. Insgesamt sind über 200 Berechnungsformeln bekannt.

Dazu ein Beispiel: Der GU beträgt 1 kcal pro Kilogramm Körpergewicht pro Stunde, bei leichter körperlicher Aktivität addiert man ein Drittel, bei mittlerer Aktivität zwei Drittel des Werts dazu und bei schwerer Arbeit wird der Wert verdoppelt. Eine 80 Kilogramm schwere Frau, die als Verkäuferin arbeitet (somit viel steht und geht) würde so auf einen GU von 1920 kcal kommen. Addiert man dazu die mittlere Aktivität von 1280 kcal (zwei Drittel von 1920 kcal), kommt diese Person auf einen Gesamtenergieumsatz von 3200 kcal. Das ist nur eine Annäherung, weil in diesem Rechenbeispiel die nahrungsinduzierte Thermogenese nicht einbezogen wird. Des Weiteren gilt diese Formel nur für normalgewichtige, gesunde Menschen.

Indirekte Kalorimetrie

Wenn Sie bei sich eine indirekte Kalorimetrie durchführen lassen, ist das natürlich sehr spannend, aber leider nicht sehr günstig. Manche Anbieter verlangen bis zu 130 Euro für die einzelne Bestimmung. Hierbei werden dann der Sauerstoffverbrauch und das entstehende Kohlendioxid in der Ausatemluft gemessen und der sogenannte respiratorische Quotient bestimmt. Daraus kann man den Ruheenergieverbrauch/Grundumsatz berechnen.

Bei der indirekten Kalorimetrie wird der sogenannte respiratorische Quotient (VCO_2/VO_2) bestimmt. Zudem lässt die Messung Rückschlüsse auf die verbrauchten Energieträger (Eiweiß, Kohlenhydrate und Fette) zu, siehe folgende Tabelle. Ist der Quotient größer 1, wissen wir, dass im Körper gerade Fetther-

Respiratorischer Quotient und möglicher Energieträger

Energieträger	Respiratorischer Quotient
Alkohol/Ethanolverwertung	0,67
Fettverwertung	0,71
Eiweißverwertung	0,82
Kohlenhydratverwertung	1
Fettherstellung	1–1,3

stellung aus einem Überangebot an Kohlenhydraten stattfindet, da dabei mehr Kohlendioxid produziert als Sauerstoff verbraucht wird.

Prinzipiell gibt es übrigens auch die Möglichkeit, den Grundumsatz durch eine direkte Kalorimetrie festzustellen, doch dafür benötigt man einen ganzen Raum, der mit Messsonden ausgestattet ist. Aufgrund des enorm hohen Aufwands wird diese Methode meist nur im Rahmen von wissenschaftlichen Studien eingesetzt.

Kalorien sparen? Vorsicht, Falle!

Mit den Zahlen des eigenen Energiebedarfs im Hinterkopf, könnte man ja eine einfache Rechnung anstellen: Wenn ich abnehmen möchte, führe ich meinem Körper einfach weniger Kalorien zu, als mein ausgerechneter Gesamtenergieumsatz mir vorgibt. Ich verbrauche also mehr, als ich zu mir nehme, und schon verliere ich Pfunde. So einfach ist es leider nicht, denn unser Körper ist ein hochkomplexes System und an der Gewichtsregulation sind noch viel mehr Faktoren beteiligt als nur die zugeführten Makronährstoffe.

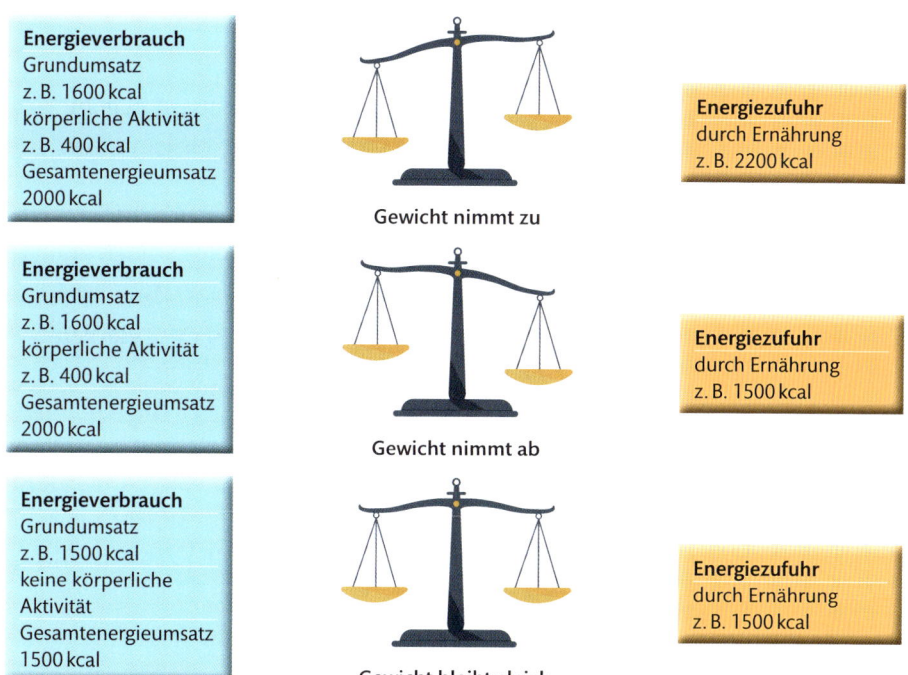

Energieverbrauch und Energiezufuhr

WELCHE ROLLE SPIELEN PSYCHE, HORMONE UND DRÜSEN?

Hunger und Sättigung sind sehr komplexe Vorgänge und vieles ist in diesem Bereich noch nicht vollständig verstanden. Es gibt mehrere Hormone, die an der Regulation von Hunger und Sättigung beteiligt sind. Auch psychologische Faktoren spielen eine große Rolle. Zum Beispiel nehmen Menschen, die neben sogenannten »guten Essern«, die es sich so richtig schmecken lassen, an einem Tisch platziert werden, etwa 25 Prozent mehr Nahrung zu sich, als sie dies üblicherweise tun würden. Interessant ist auch das Experiment mit den sich selbst füllenden Suppenschüsseln: Die Proband*innen egal ob dick oder dünn, aßen so lange, bis ihre Schüsseln leer waren – ohne zu merken, dass diese immer wieder nachgefüllt wurden. Das Auge isst eben mit! Und es gibt nicht nur den »Augenhunger«, sondern auch Geruch, Geschmack und Emotionen sowie das leere Gefühl im Magen – manche Menschen sprechen von einem »Loch im Bauch« – beeinflussen unsere Hunger- und Sättigungsregulation.

Woher kommt das Hungergefühl?

Nicht ganz vom Hungergefühl ist der Appetit zu trennen. Jeder kennt das Gefühl, Appetit auf ein bestimmtes Nahrungsmittel zu haben, ohne jedoch Hunger zu verspüren. Appetit ist in unserem Kulturkreis positiv besetzt, Hunger hingegen wird zunehmend als negativ empfunden. Das erscheint paradox, da Hunger vor nicht allzu langer Zeit ein Zeichen von Gesundheit war.

Es gibt zwei bemerkenswerte Theorien zur Entstehung des Hungergefühls: Einerseits geht man davon aus, dass eine niedrige Glukosekonzentration im Blut zu Hunger führt (glukostatische Theorie), andererseits soll eine verminderte Wärmebildung Hunger auslösen (thermostatische Theorie). Wahrscheinlich ist beides zutreffend und über Regelkreise miteinander verbunden. Genau wissen wir es aber noch nicht.

Diese Hormone machen hungrig

Die Areale im Gehirn, die am Hunger- und Sättigungsgefühl beteiligt sind, heißen Hypothalamus und Hypophyse (Hirnanhangsdrüse) und sind miteinander verbunden.

Die wichtigsten Hormone in der Sättigungsregulation sind das im Magen und in der Bauchspeicheldrüse gebildete Ghrelin (Growth Hormone Release Inducing), das unseren Appetit über die Stimulierung unseres Wachstumshormons (Growth Hormone, GH) anregt. Ghrelin meldet dem Gehirn, dass wir Hunger haben, und wird in Hungerphasen vermehrt gebildet. Menschen mit Schlafmangel weisen interessanterweise erhöhte Ghrelinspiegel im Blut auf, was bei der Entwicklung von Übergewicht eine Rolle spielen könnte. Wer Stress hat und aufgrund dessen weniger schläft, scheint durch den erhöhten Ghrelinspiegel mehr Hunger zu haben und deshalb mehr zu essen. Nun wissen Sie, dass Stressessen keine bewusste Entscheidung, sondern ein hormoneller Effekt ist.

Derzeit wird viel geforscht, ob es möglich ist, den Ghrelinspiegel im Blut zu senken oder die Ghrelinrezeptoren im Gehirn zu blockieren. Bisher gibt es noch keine marktreifen Produkte, außerdem ist es noch nicht erwiesen, dass eine Sättigung auch wirklich eintritt. Im Moment wissen wir, dass nach operativen Magenverkleinerungen – also nach teilweiser Entfernung des Hauptproduktionsorts des Ghrelins – der Ghrelinspiegel im Blut sinkt.

Ein weiteres »Hungerhormon«, Orexin, wird im Gehirn gebildet und wurde in den 1990er-Jahren entdeckt. Orexin hat wie Ghrelin eine appetitsteigernde Wirkung. Vom Orexin gibt es zwei verschiedene Arten, Orexin A und Orexin B. Beide haben eine zusätzlich stoffwechselfördernde Funktion.

Diese Hormone steuern dagegen

Der Gegenspieler der beiden Hungerhormone Ghrelin und Orexin ist das Hormon Leptin. Leptin, ein Sättigungsfaktor, wurde in den 1950er-Jahren bei genetisch bedingt dicken Mäusen nachgewiesen. In den 1990er-Jahren konnte schließlich nachgewiesen werden, dass diese Mäuse kein Leptin herstellen können und sie daher auch kein Sättigungsgefühl haben. Führt man diesen Mäusen Leptin von außen zu, kommt es zu einer Normalisierung des Körpergewichts.

Leptin wird hauptsächlich im weißen Fettgewebe produziert und reguliert über die Botenstoffe Neuropeptid Y (NPY) und Glucagon like Peptide (GLP-1)

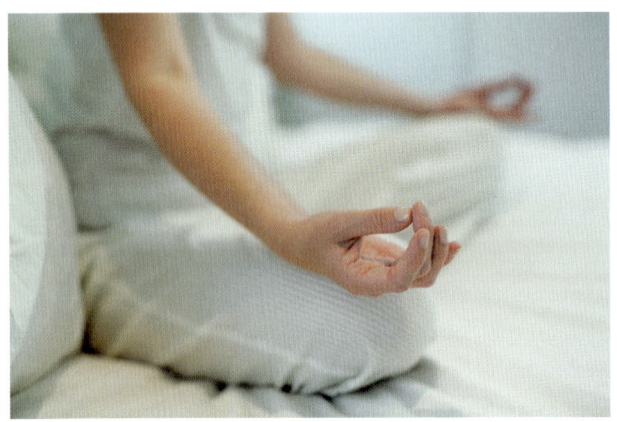

Zur Gewichtskontrolle sollten Sie Stress reduzieren und auf ausreichend Schlaf achten.

im Gehirn das Sättigungsgefühl. Der Produktionsort Fettgewebe ist der Grund dafür, dass dicke Menschen sehr hohe Leptinspiegel im Blut aufweisen, da sie eine höhere Fettgewebsmasse besitzen. Nur leider kommt es beim Menschen – im Gegensatz zu Mäusen – nicht zu einem gesteigerten Sättigungsgefühl. Vermutet wird, dass durch dauerhaft erhöhte Leptinspiegel eine sogenannte Leptinresistenz auftritt, bei der der Körper nicht mehr auf die übergroße Menge an Leptin reagiert. Somit fällt der Einsatz von Leptin als Abnehmhormon beim Menschen leider ins Wasser. Ungeeignet für die Therapie ist auch der Botenstoff Neuropeptid Y, denn dieser fördert das Hungergefühl und wird von Leptin gehemmt.

Das in der Dünndarmschleimhaut produzierte GLP-1 hingegen fördert die Sättigung, indem es durch seine Wirkungen im Gehirn die Nahrungsaufnahme reduziert, den Blutzuckerspiegel über eine vermehrte Ausschüttung von Insulin senkt und die Entleerung des Mageninhaltes verlangsamt. Das Diabetesmedikament Liraglutid (siehe Kapitel »Wenn alles andere nicht mehr hilft« ab Seite 195) imitiert die Wirkung von GLP-1 und führt dadurch zu einer deutlichen Gewichtsreduktion, vor allem bei Menschen mit Diabetes Typ 2.

Schließlich sei noch das Hormon Cholezystokinin (CCK) erwähnt, das ebenfalls im Dünndarm gebildet wird. Dieses Hormon hat vielfältige Wirkungen, unter anderem löst es im Gehirn, im Hypothalamus, ein Sättigungsgefühl aus. Substanzen, die für den Menschen anwendbar wären, sind aber im Moment keine bekannt.

Für Sie besonders wichtig zu wissen ist, dass sowohl Ghrelin als auch Leptin durch die Schlafdauer beeinflusst werden. Bei Menschen, die weniger als fünf Stunden pro Nacht schlafen, ist signifikant mehr Ghrelin (Hungerhormon) und weniger Leptin (Sättigungshormon) im Blut nachweisbar. Eine kurze Schlafdauer führt demnach zu einem vermehrten Hungergefühl. Wer schlecht schläft, hat zudem einen erhöhten Kortisonspiegel; die Folgen davon werden ausführlich in einem späteren Kapitel unter dem Stichwort »Glukokortikoide« besprochen.

In der aktuellen Forschung gibt es noch viele weitere Hormone, deren Beteiligung an der Sättigung und am Hungergefühl derzeit erforscht wird. Hier alle aufzuzählen, würde den Rahmen dieses Ratgebers sprengen. Insgesamt aber werden große Anstrengungen unternommen, unseren Stoffwechsel besser zu verstehen und Therapien zu entwickeln, die bei chronischem Übergewicht helfen könnten. Ob und wann eine echte »Abnehmpille« auf den Markt kommt, steht aber in den Sternen. Grundsätzlich ist es auch in dieser Hinsicht sinnvoller, dass es gar nicht dazu kommt, mit Medikamenten das Übergewicht behandeln zu müssen – denn das ist unseres Erachtens die ungünstigste Option.

Mechanische und chemische Einflüsse

Es wurde schon erwähnt, dass der Dehnungszustand des Magens über sogenannte Dehnungssensoren (Mechanorezeptoren) den mechanischen Füllzustand an das Gehirn meldet und dadurch zum Sättigungsgefühl beiträgt. Der Magen kann aber durch eine dauerhaft zu große Menge an Nahrung im wahrsten Sinne des Wortes »ausleiern«. Das wiederum verursacht ein viel zu spät einsetzendes Sättigungsgefühl und es beginnt ein Teufelskreis, der zu einer Steigerung der Nahrungsaufnahme führt. Diesen limitierenden Effekt des Dehnungszustands macht man sich bei der Magenverkleinerung zunutze. Genauer erklären wir Ihnen das im Kapitel »Wenn alles andere nicht mehr hilft«.

SO WIRD'S GEMACHT

Bevorzugen Sie bei Zwischenmahlzeiten proteinreiche Nahrungsmittel, da sie nachweislich länger satt machen und daher bei der Gewichtsreduktion helfen.

Im Darm finden sich zudem sogenannte Chemorezeptoren, die an das Gehirn melden, was genau sich in der aufgenommenen Nahrung befindet. Das ist sehr spannend. Gut bekannt ist nämlich, dass die verschiedenen Makronährstoffe unterschiedliche Sättigungspotenziale besitzen. Die Chemorezeptoren helfen uns dabei. Sicherlich haben Sie schon einmal beobachtet, dass ein Frühstück mit Eiern länger sättigt als ein Frühstück bestehend aus einer Scheibe Toastbrot.

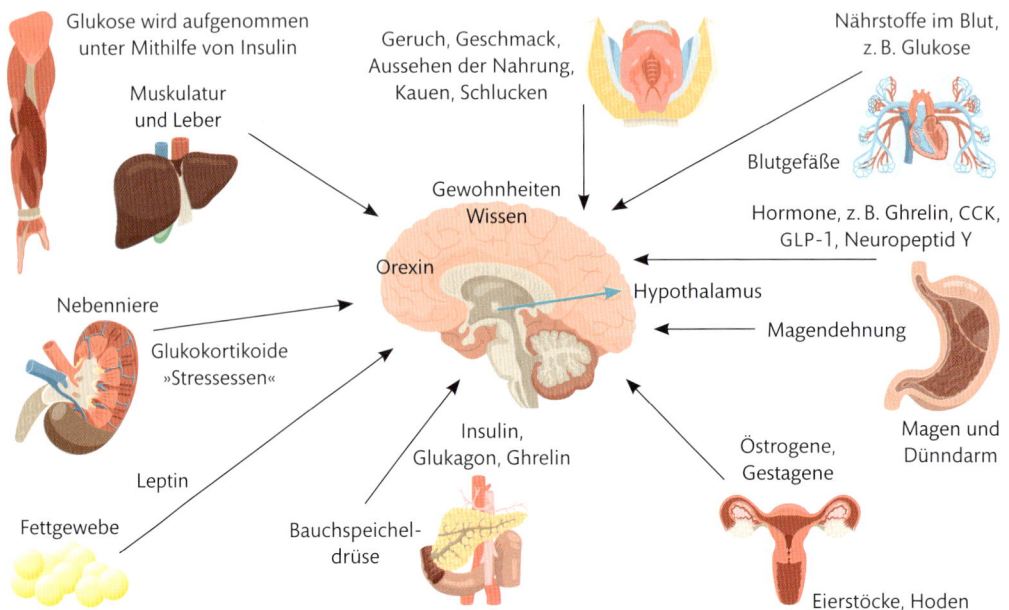

Glukose wird aufgenommen
unter Mithilfe von Insulin

Muskulatur
und Leber

Geruch, Geschmack,
Aussehen der Nahrung,
Kauen, Schlucken

Nährstoffe im Blut,
z. B. Glukose

Gewohnheiten
Wissen

Blutgefäße

Hormone, z. B. Ghrelin, CCK,
GLP-1, Neuropeptid Y

Orexin

Nebenniere

Glukokortikoide
»Stressessen«

Hypothalamus

Magendehnung

Leptin

Insulin,
Glukagon, Ghrelin

Östrogene,
Gestagene

Magen und
Dünndarm

Fettgewebe

Bauchspeichel-
drüse

Eierstöcke, Hoden

Vereinfachtes Schema der Hunger- und Sättigungsregulation

LEBENSSTIL UND INDUSTRIELL GEFERTIGTE LEBENSMITTEL

Im Englischen wird unsere Lebensweise sehr treffend als »Sedentary Lifestyle« bezeichnet, als sitzender Lebensstil. In Deutschland sprechen wir von Bewegungsmangel oder gar Bewegungsarmut. Dieser moderne Lebensstil hängt maßgeblich zusammen mit der Industrialisierung und der Entwicklung von Maschinen, die körperliche Arbeiten übernehmen, mit der Zunahme von Büroarbeitsplätzen und auch einem veränderten Freizeitverhalten (früher Fernsehen, jetzt Internet). Auch die Urbanisierung trägt zu diesem modernen Lebensstil bei. Studien belegen beispielsweise, dass Menschen sich deutlich weniger bewegen, wenn sie in Städten mit hoher Kriminalität leben. Bewegungsreduzierend wirken auch die Zunahme des Straßenverkehrs, die Luftverschmutzung oder generell fehlende Grünanlagen, Gehwege oder Sportvereine. Männer sind weltweit aktiver als Frauen und Südostasien hat die geringste Bewegungsarmut.

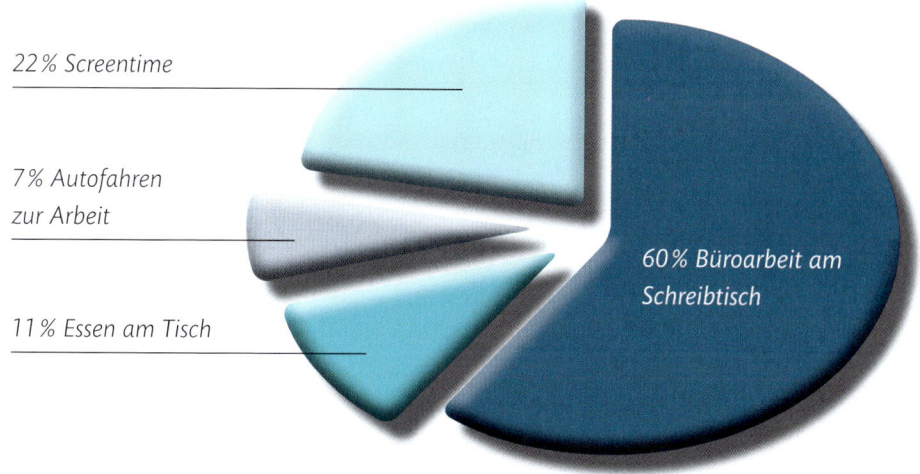

22% Screentime

7% Autofahren zur Arbeit

11% Essen am Tisch

60% Büroarbeit am Schreibtisch

Ein typischer moderner 12-Stunden-Arbeitstag

Risikofaktor Bewegungsmangel

Der direkte Zusammenhang zwischen Bewegungsmangel und Adipositas/ krankhaftem Übergewicht gilt wissenschaftlich als belegt und Bewegungsmangel wird als eine der führenden Ursachen für vermeidbare Todesfälle angesehen. Die World Health Organization (WHO) schätzt, dass jedes Jahr weltweit etwa zwei Millionen Menschen an Bewegungsarmut und deren Folgeerkrankungen sterben. In Deutschland liegt der Bewegungsmangel mit 5,9 Prozent an fünfter Stelle der zehn häufigsten Risikofaktoren an Sterbefällen.

Wir wissen, dass Bewegungsmangel nicht nur körperliche Auswirkungen wie Übergewicht, Diabetes Typ 2, Herz-Kreislauf-Erkrankungen und auch das Risiko für manche Krebsarten hat, sondern auch das Risiko für eine psychische Erkrankung, allen voran die Depression, steigen lässt. Ein Lebensstil mit viel körperlicher Bewegung senkt das Risiko für eine psychische Erkrankung deutlich.

Es ist nicht immer leicht, mehr Bewegung in den Alltag zu integrieren, beispielsweise für Menschen, die an einer chronischen Erkrankung leiden und dick machende Medikamente einnehmen müssen. Doch es gibt zahlreiche einfache Tricks, wie das dennoch gelingen kann:

- Wenn möglich zu Fuß zur Arbeit gehen oder auf das Rad umsteigen oder zumindest Teilstrecken mit diesen Fortbewegungsmethoden bewältigen. Damit haben Sie auch noch etwas für die Umwelt getan, das bewirkt zusätzlich ein gutes Gefühl.
- Wenn Sie den öffentlichen Nahverkehr nutzen, dann stehen Sie besser, als sich zu setzen.
- Steigen Sie eine Station früher aus und gehen Sie den Rest bis zum Ziel zu Fuß.
- Gleich nach dem Aufstehen eine kurze Einheit Gymnastik einlegen, dafür gibt es zahlreiche kostenlose Angebote in Aktivitäts-Apps.
- Zähneputzen lässt sich sehr gut mit kleinen Kniebeugen kombinieren.
- In der Mittagspause einen kurzen Spaziergang machen.
- Das Smartphone so programmieren, dass es nach 30 Minuten einen Alarm gibt: das Zeichen, um vom Schreibtisch aufzustehen und ein paar Schritte zu gehen. Auch die Kaffeepause nutzen, um vielleicht einen Stock tiefer die Küche zu benutzen – natürlich über die Treppe.
- Vielleicht haben Sie die Möglichkeit, Ihren Schreibtisch gegen einen modernen Stehschreibtisch auszutauschen. Wechseln Sie Stehen und Sitzen ab.
- Wenn Sie einen Fahrstuhl benutzen, nur bis zum vierten Stock fahren und bis zum fünften Stock gehen.
- Rolltreppen links liegen lassen.
- Beim Einkaufen den am weitesten entfernten Parkplatz wählen.
- Wenn Sie telefonieren, bietet es sich an, dabei umherzugehen.
- Übernehmen Sie kleine Handwerksarbeiten in Wohnung und Haus selbst, das macht zudem noch zufrieden, wenn man das Endergebnis seiner Bemühungen betrachtet.
- Strecken unter einem Kilometer immer gehen oder mit dem Fahrrad zurücklegen; das Auto ist auf solchen Distanzen nicht schneller und schadet Ihnen nur, da Sie auch noch die nervenaufreibende Parkplatzsuche einplanen müssen!
- Benutzen Sie einen Schrittzähler, zumindest für eine gewisse Zeit, um zu erkennen, wie viel Sie gehen. 10 000 Schritte am Tag sind mühelos erreichbar, ein Schrittzähler hilft Ihnen dabei.
- Zu guter Letzt: Versuchen Sie, weniger Zeit vor dem Fernseher, dem Internet oder der Spielekonsole zu verbringen. Gehen Sie nach draußen, gehen Sie 30 Minuten zügig, und das mindestens fünfmal pro Woche, besser jeden

Tag. Vielleicht haben Sie ja eine*n Partner*in, der oder die Sie begleiten kann, dann macht es gleich viel mehr Spaß und Sie können sich austauschen. Oder Sie legen sich einen Hund zu, dann gibt es keine Ausreden mehr.

Wenn man diesen Überblick mit einfachen Hinweisen für mehr Bewegung genauer betrachtet, wird deutlich, dass der moderne Lebensstil nicht nur Gutes mit sich bringt. Motivierend ist, dass bei nahezu allen chronischen Erkrankungen wie Rheumaerkrankungen, Stoffwechselerkrankungen, Diabetes, aber auch bei Krebserkrankungen wie Brustkrebs ein positiver Effekt von Bewegung gezeigt werden konnte. Das sollte Sie motivieren, einfache Maßnahmen für Ihre eigene Gesundheit selbst in die Hand zu nehmen. Bewegung verbessert Ihren Stoffwechsel, das ist gut für den Blutzucker und die Blutfette, hält die Gelenke geschmeidig, beugt Osteoporose vor und reduziert das Auftreten von Krebserkrankungen. Bewegung verbessert sogar die Überlebensraten von Krebspatient*innen – ein starkes Argument für mehr Bewegung, mehr Spazierengehen. Warum also zögern und diese einfache und nebenwirkungsfreie Strategie nicht sofort in das eigene Leben integrieren? Suchen Sie Bewegungsoptionen, machen Sie Ihren Alltag zu einer Gesundheitsvorsorge.

Fakten zu Bewegungsmangel

1. Das Sterberisiko über einen Zeitraum von 20 Jahren durch Bewegungsmangel liegt sogar höher als durch Rauchen.
2. Nur etwa ein Drittel der Deutschen bewegt sich mehr als eine Stunde am Tag.
3. 25 Prozent der Deutschen sitzen täglich mehr als neun Stunden.
4. Wer wöchentlich mehr als 42 Stunden sitzt, erhöht das Risiko einer psychischen Erkrankung um 31 Prozent.
5. Nach acht Monaten Dauersitzen kommt es zu einer Gewichtszunahme von 7,5 Kilogramm.

Quelle: TK-Studie »Beweg dich, Deutschland!«,
Archives of Internal Medicine 170, 2010, 711

Gewichtsfalle Convenience-Produkte

Industriell gefertigte und vorverarbeitete Lebensmittel sind Segen und Fluch zugleich. Auf der einen Seite erleichtern sie uns das Leben ungemein, da man sie nur noch warm machen muss, um eine vollständige Mahlzeit zu erhalten. Sie ersparen uns das nervige Vorbereiten wie Gemüseputzen und die oftmals längeren Kochzeiten. Sie stehen im Supermarkt griffbereit in der Kühltheke oder im Regal und vermitteln so das Gefühl, frisch gekocht zu sein. Das ist leider ein unglaublich guter psychologischer Marketingtrick. Moderne industrielle Lebensmittel werden ganz bewusst in Abgrenzung zu den früher gängigen Konservenmahlzeiten präsentiert, die ebenfalls zu den sogenannten Convenience-Produkten gehören.

Mit Kalorien überladen

Bei Fertiglebensmitteln können fünf Verarbeitungsstufen von küchenfertig bis zu verzehrfertig unterschieden werden. Besser geeignet ist jedoch die Einteilung nach der NOVA-Klassifikation die von 1 (unverarbeitete Lebensmittel, zum Beispiel Kopfsalat, frisches Gemüse) bis 4 (ultraprozessierte Lebensmittel, etwa Erfrischungsgetränke, Tiefkühlgerichte) unterscheidet. Sieht man von verzehrfertigen Fertigsalaten und Smoothies (übrigens oft wahre Kalorienbomben!) ab, kann davon ausgegangen werden, dass Convenience-Produkte immer sehr viel mehr Kalorien enthalten, als wenn Sie selbst gekocht hätten. Zusätzlich enthalten diese industriell gefertigten Lebensmittel neben zahlreichen Konservierungsstoffen meist auch so viel mehr an Fett und Zucker, um ein einigermaßen erträgliches Geschmackserlebnis zu erzielen, dass wir sie als Kalorienbomben, also als Dickmacher-Lebensmittel, bezeichnen können. Fett als Geschmacksträger und Zucker, um den Genuss zu versüßen, im wahrsten Sinne des Wortes – sind Dickmacher. Probieren Sie es selbst aus und erleben Sie, dass frische Zutaten geschmackvoller sind, weil der Geschmacksverlust durch Einkochen und lange Lagerung nicht durch Zusatzstoffe wie Fett und Zucker ausgeglichen werden muss.

Ein kleines Beispiel: Eine Portion Chili con Carne selbst gemacht bringt 193 kcal auf den Teller, ein vergleichbares Fertigprodukt enthält 418 kcal pro Portion. Das ist mehr als das Doppelte! Vom Salzgehalt, der in Fertigprodukten um ein Vielfaches höher ist, mal ganz abgesehen, denn um hohen Blutdruck durch zu hohe Salzaufnahme geht es in diesem Buch ja nicht.

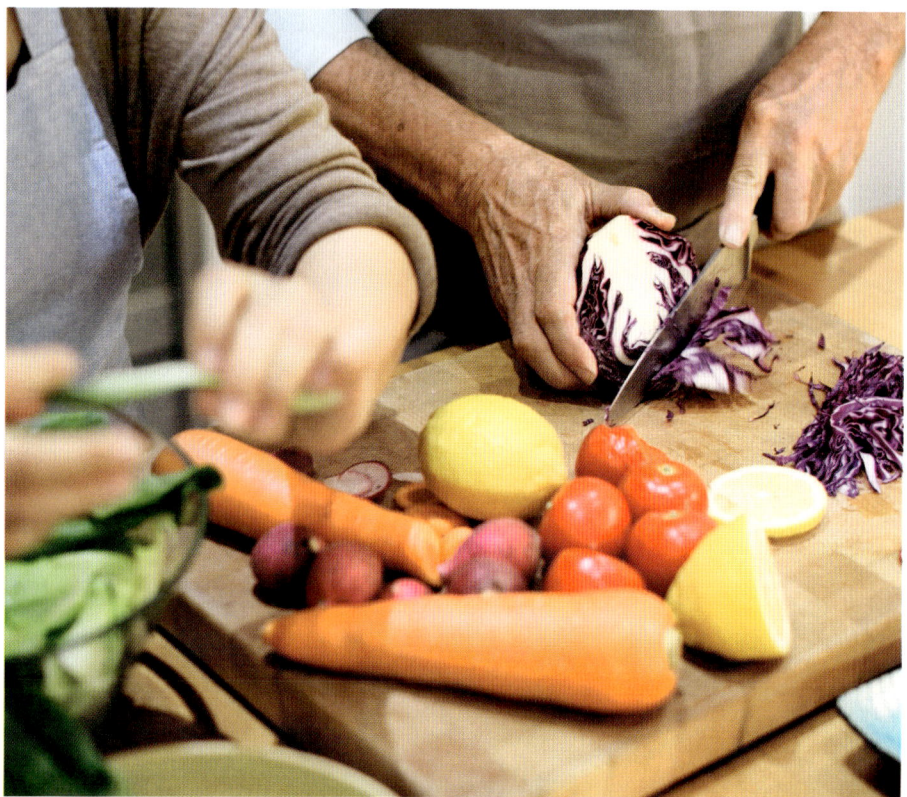

Alles frisch zuzubereiten macht Spaß und ist die gesündeste Art, sich zu ernähren.

Sie sehen, dass es gesundheitliche Vorteile bringt, selbst zu kochen, weil Sie dadurch die Kalorienmenge reduzieren, keine unnötigen Zusatzstoffe wie Geschmacksverstärker zu sich nehmen und vielleicht sogar auch noch Spaß am Kochen finden, was wiederum Ihre Stimmung sehr positiv beeinflussen kann.

Es gibt auf dem Kochbuchmarkt eine fast unüberschaubare Menge an Büchern für die schnelle Küche, die leckere, vollwertige und abwechslungsreiche Gerichte präsentieren. Nehmen Sie diese Angebote an, es nutzt Ihrer Gesundheit. In diesem Zusammenhang ist es auch interessant zu erwähnen, dass eine große Untersuchung an über 100 000 Menschen eine klare Assoziation zwischen ultraprozessierten (also hochverarbeiteten) Lebensmitteln und einer Erhöhung des kardiovaskulären Risikos für Herzinfarkt und Schlaganfall zeigen konnte. Diesem Risiko können Sie mit einfachen Strategien entgehen.

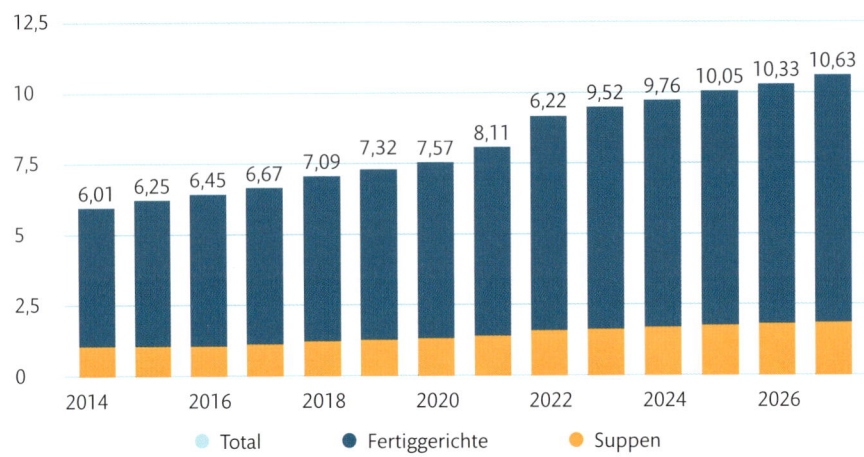

Convenience Food – Umsatz

Deutschland (Milliarden Euro)

Convenience-Food hält immer stärker Einzug in die Küchen. Quelle: Statista

Der Marktanteil an Fertigprodukten ist in Deutschland stetig steigend. Mit 5,9 Millionen Euro Marktanteil liegt Deutschland zwar noch hinter den USA mit 64,9 Millionen, dennoch gibt es seit Jahren einen Trend nach oben. Als Ernährungsmediziner beobachten wir diese Entwicklung sorgenvoll, nicht nur wegen der gesteigerten Kalorienaufnahme, sondern auch, weil damit die Aufnahme von potenziell krebsauslösenden Substanzen wie Acrylamid und Furanen deutlich gesteigert wird. Das krebsauslösende Potenzial dieser Substanzen ist zwar teilweise noch nicht gesichert, da wir Ergebnisse aus Tierstudien nicht unkritisch auf den Menschen übertragen dürfen, die Zweifel daran sind aber nur noch minimal. Daher gibt es für Acrylamid seit mehreren Jahren offizielle Grenzwerte, die nicht überschritten werden sollten.

Gut belegt ist, dass gerade verzehrfertige Convenience-Produkte – genannt werden hier ultraprozessierte Lebensmittel – einen höheren Anteil an diesen potenziell krebsauslösenden Substanzen enthalten. Im Jahr 2018 zeigte eine große Studie bei über 100 000 Menschen, dass eine Erhöhung des Anteils an ultraprozessierten Nahrungsmitteln von 10 Prozent in der individuellen Ernährung eine Erhöhung des Risikos für die Entstehung von Krebserkrankungen, insbesondere Brustkrebs, von mehr als 10 Prozent mit sich bringt. Mit den modernen Ernährungsmöglichkeiten essen wir uns also Erkrankungen herbei.

WIE WIRD UNSER KÖRPER SATT?

Sättigung ist definiert als das Signal, die Nahrungsaufnahme zu beenden. Über die hormonellen Hintergründe und die Signalwege vom Magen-Darm-Trakt zum Gehirn, die steuern, wie wir satt werden, haben Sie schon einiges erfahren. In diesem Zusammenhang ist noch einmal erwähnenswert, dass wir mit unserem Wissen, wie wir die Signalwege, die wir bereits kennen, günstig beeinflussen können, wissenschaftlich noch am Anfang stehen. Dennoch ist Sättigung viel mehr als nur die Benennung einzelner Hormone. Die Magendehnung spielt ebenso eine gewichtige Rolle wie die Botenstoffe, die in den tieferen Abschnitten des Magen-Darm-Traktes freigesetzt werden. Früher dachten die Wissenschaftler, dass allein die Magendehnung für das Sättigungsgefühl verantwortlich ist, heutzutage wissen wir, dass es so eben nicht ist.

Vielmehr benötigt unser Gehirn für ein Sättigungsgefühl auch Informationen über die Nahrungszusammensetzung, die aufgenommen wurde. Es wäre auch zu schön gewesen, beispielsweise einfach den Magen mit einem Ballon zu füllen, und dann verschwindet der Hunger wie von selbst. Dieser Ansatz wurde übrigens in früheren Jahren getestet, hat aber zu keinem Zeitpunkt die erhofften Ergebnisse gezeigt. Zurzeit erlebt der temporäre Magenballon in den arabischen Ländern jedoch wieder ein Revival. Interessant ist, dass Menschen, die sich einer operativen Magenentfernung unterziehen mussten, ab diesem Zeitpunkt weder Hunger noch Sättigung verspüren.

Nahrungszusammensetzung und Energiegehalt

Es kommt also nicht nur auf die Magenfüllung, sondern auch auf die Zusammensetzung der Nahrung an, die über die Chemorezeptoren wahrgenommen und an das Gehirn signalisiert wird. Wie das Essen aussieht, wie es riecht und schmeckt, hat einen großen Einfluss darauf, wie viel wir essen. Ebenso spielt die Energiedichte bei der Sättigung eine wichtige Rolle.

Die Energiedichte gibt an, wie viele Kalorien in 100 Gramm Nahrung enthalten sind. Bei der Energiedichte ist es zunächst gar nicht so wichtig, aus welchen Makronährstoffen sich die Kalorien zusammensetzen, ob das Nahrungsmittel also aus Kohlenhydraten, Eiweiß oder Fett besteht. Vergleicht man nun die Makronährstoffe bezogen auf die zugeführte Menge im Einzelnen, haben Kohlenhydrate und Fette bei der Energiedichtebewertung einen identischen Sättigungseffekt. Oftmals wird behauptet, dass Eiweiße satter machen als Kohlenhydrate und Fette. Dieser Effekt scheint wissenschaftlichen Studien folgend aber nur gering zu sein. Nichtsdestotrotz konnten Studien zeigen, dass proteinreiche Mahlzeiten bei der Gewichtsreduktion hilfreich sind, unabhängig vom Sättigungsgefühl.

Energiedichte

Im Laufe der Evolution hat sich der menschliche Körper auf eine Energiedichte von circa 100 kcal pro 100 Gramm Nahrung eingestellt. Der Energiedichteindex liegt also bei 1 kcal pro Gramm, mehr Kalorien sollten in 100 Gramm Nahrung nicht enthalten sein. Ein Hamburger einer Fast-Food-Kette hat eine Energiedichte von circa 290 kcal pro 100 Gramm, also fast die dreifache Menge an Kalorien im Vergleich zu 100 Gramm gekochten Kartoffeln, die für unseren Organismus gut wären. Unser Verstand kann aber die Energiedichte eines Lebensmittels leider nicht wahrnehmen. Aus diesem Grund kommt es zu Schwankungen bei der täglichen Nahrungsaufnahme von bis zu 1200 kcal pro Tag, obwohl man glaubt, eine gleiche Menge Kalorien aufzunehmen. Übergewichtige Patient*innen berichten oft, dass sie nur sehr wenig essen. Betrachtet man nur die Menge beziehungsweise das Gewicht der aufgenommenen Lebensmittel, mag das stimmen, bei der Bewertung der aufgenommenen Energiedichte liegt aber meist eine Fehlbewertung vor.

Da Menschen heutzutage immer häufiger zu industriell gefertigten Lebensmitteln greifen, die erwiesenermaßen eine höhere Energiedichte haben, wundert es nicht, dass viele Menschen zunehmen und zeitgleich der Fehleinschätzung unterliegen, nur wenig zu essen. Wenn Sie also abnehmen möchten, ist es notwendig, Lebensmittel mit einer geringen Energiedichte zu bevorzugen.

Nährstoffdichte

Den Unterschied zwischen Makronährstoffen und Mikronährstoffen haben wir ja schon angesprochen. Mikronährstoffe werden auch als essenzielle Nährstoffe bezeichnet, da unser Körper viele davon nicht selbst herstellen kann. Die Nährstoffdichte – nicht zu verwechseln mit der Energiedichte – gibt das Verhältnis von Stoffgehalt und Energiedichte, die ein Lebensmittel enthält, an. Beim Abnehmen sollten Sie Lebensmittel mit einer hohen Nährstoffdichte bevorzugen, zum Beispiel Gemüse, Vollkornprodukte, fettarme Milchprodukte sowie Obst, mageres Fleisch und Fisch. Alkohol hat eine sehr hohe Energiedichte, aber eine sehr geringe Nährstoffdichte, und ist demnach ein sehr ungünstiges Lebensmittel. Flüssigkeiten nehmen übrigens keinen großen Einfluss auf die Sättigung, da sie den Magen innerhalb von zehn Minuten wieder verlassen und daher nicht zur Sättigung beitragen. Wenn wir also einen halben Liter Limonade (hochkalorisch) trinken, werden wir überhaupt nicht satt, haben aber unnötige Kalorien aufgenommen. Vergleichbar sieht es bei Suppen aus, sie lösen nur 10 bis 25 Prozent des Sättigungsgefühls im Vergleich zu festen Mahlzeiten aus. Das wird alle freuen, die behaupten, Suppen seien keine volle Mahlzeit, sondern ein Getränk. Im Prinzip haben sie recht. Vergleichbar verhält es sich mit Abnehmdrinks und Abnehmsmoothies, die nur wenig Sättigung ermöglichen. Dennoch ist es gelegentlich sinnvoll, vor der festen Mahlzeit zu einer Suppe zu greifen, so wie es in früheren Zeiten üblich war. Auf diese Weise kann am Hauptgericht gespart werden und die Gäste bei der Hochzeit werden trotzdem satt. Diese Suppe sollte dann aber eine sehr geringe Energiedichte aufweisen.

SO WIRD'S GEMACHT

Was die Sättigung angeht, sollten Sie Leitungswasser oder ungesüßten Tee als Getränke bevorzugen, da die Kalorien eines Getränks wenig Sättigungsgefühl hervorrufen. Suppen und Abnehmdrinks sind zur Gewichtsreduktion nicht geeignet, denn auch sie bewirken nur eine vergleichsweise geringe Sättigung.

Glykämischer Index (GI) und glykämische Last (GL)

Der glykämische Index beschreibt, wie stark verschiedene Kohlenhydrate den Blutzuckerspiegel und den Insulinspiegel verändern. Referenzwert für die Berechnung des GI ist der Einfachzucker Glukose. 50 Gramm Glukose haben einen GI von 100. Kohlenhydrate lassen sich nun verschiedenen GIs zuordnen, allerdings spielen auch weitere Faktoren wie die Zubereitung und die Zusammensetzung der Nahrung eine Rolle. Fette beispielsweise verlangsamen den Blutzuckeranstieg, gekochte Kohlenhydrate sind leichter zu verdauen und lassen den Blutzuckerspiegel stärker in die Höhe schnellen.

Eine weitere Kenngröße ist die glykämische Last (GL). Diese Kenngröße bezieht die Portionsgröße und die Qualität der Kohlenhydrate (schnell verdaulich oder langsam verdaulich) mit ein. Verschiedene Diäten (Glyx-Diät, Montignac-Methode) nehmen für sich in Anspruch, dass der GI und die GL die entscheidenden Rollen bei einer Diät spielen und deswegen auf Nahrungsmittel mit einem niedrigen GI und eine Kombination mit fetthaltigen Lebensmitteln zu achten sei. Das ist in dieser Form weder sinnvoll noch wissenschaftlich bewiesen. Demnach hätte eine Scheibe Butterbrot mit Käse einen niedrigeren GI als das Brot allein. Der GI kann aber bestenfalls als Orientierungshilfe eingesetzt werden, das wird bei diesen Diäten übersehen.

Die Volumetrics-Methode

Vor einigen Jahren wurde die Theorie aufgestellt, dass man mit einer großen Menge an Nahrung, die aber eine geringe Energiedichte hat, erfolgreich abnehmen könne. Diese sogenannte Volumetrics-Diät berücksichtigt die Aspekte der Magendehnung in Kombination mit den Chemorezeptoren (weil man sich unter Volumetrics ausgewogen ernährt) und eine reduzierte Kalorienzufuhr durch die niedrigere Energiedichte. Demzufolge ist es sinnvoll, zu einem Stück Fleisch eine große Schüssel Blattsalat zu essen: Eine relativ große Menge (Volumen) hat mit dieser Kombination eine niedrige Energiedichte, da der Salat nur wenige Kalorien pro Gewicht hat. Die Deutsche Adipositas-Gesellschaft hat das Volumetrics-Prinzip in die Behandlungsleitlinie zur gewichtsreduzierenden Ernährungsumstellung aufgenommen.

Individuelles Essverhalten und Diäten

Unser individuelles Verhalten hat einen sehr großen Anteil an der Art und Qualität unserer Nahrungsaufnahme. Eine große Rolle spielt, wie wir aufgewachsen sind, ob Mahlzeiten gemeinsam in Ruhe oder schnell im Vorbeigehen eingenommen werden. Außerdem gibt es ständig neue Restaurants, Cafés, Bars, Stände mit Essen, die schmackhafte Speisen – meist mit hoher Energiedichte – anbieten und die es auszuprobieren gilt. Das Angebot ist riesengroß, wir sind neugierig und interessiert. Ob wir uns ausreichend Zeit zur Nahrungsaufnahme nehmen, wie oft wir essen und auch über welchen Zeitraum wir am Tag essen, all dies sind wichtige Verhaltensmuster, die unser Gewicht beeinflussen.

Intervallfasten

In diesem Zusammenhang ist das Intervallfasten erwähnenswert. Bisher gibt es nur wenige klinische Studien, die eine wirkliche Überlegenheit dieser Ernährungsform zeigten, bei der etliche Stunden am Tag oder an einzelnen Tagen in der Woche auf Nahrungsaufnahme verzichtet wird. Die meisten Informationen hierzu wurden mit Mäusen, Ratten und Affen gesammelt. In diesen Tierstudien ist der Effekt des intermittierenden Fastens sehr deutlich erkennbar und dem Intervallfasten wird auch ein lebensverlängernder Effekt sowie die Verbesserung einer Zuckererkrankung zugeschrieben. Um eine belastbarere Aussage für den Menschen treffen zu können, bedarf es aber noch Studien an Menschen mit einer größeren Anzahl an Teilnehmern. Derartige Studienergebnisse werden erst in vier bis fünf Jahren erwartet.

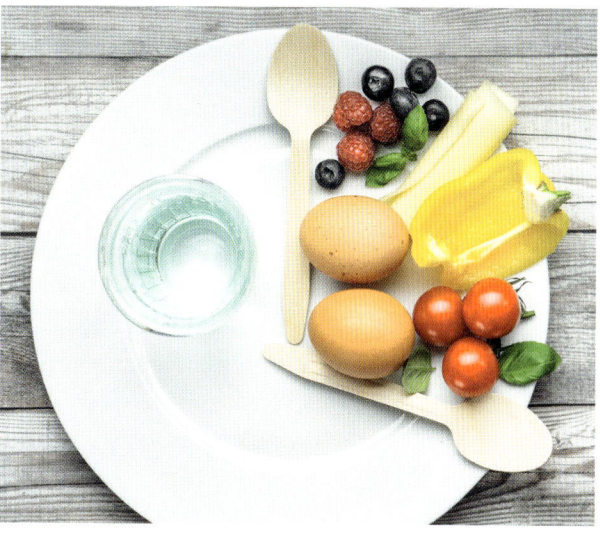

Vieles deutet momentan auf eine gesundheitsfördernde Wirkung von Intervallfasten hin.

Vom Prinzip her ist Intervallfasten grundsätzlich sinnvoll, vor allem, wenn diese Ernährungsform in abgemilderter Form in den Lebensstil übernommen wird. Kurzfristig sind erfreuliche Effekte zu erzielen, ohne langfristige Verhaltensänderung verbleibt aber kein relevanter Effekt.

Erwähnen wollen wir an dieser Stelle auch, dass es bei verschiedenen Essstörungen wie Bulimie, Binge Eating (Fressanfälle) und Adipositas Sättigungsprobleme gibt, die noch nicht ausreichend verstanden sind. Sicher ist, dass in einem Magen, der häufig zu große Portionen angeboten bekommt, die Mechanorezeptoren immer später an das Gehirn melden, dass der Magen voll sei. Daher ist nach einer Mahlzeit das Gehirn noch nicht »satt« – ein gutes Argument, um auf zu große Portionen zu verzichten.

Wenn das Pendel zurückschwingt

Im Zusammenhang mit kurzfristigen Diäten ist auch ein weiteres Phänomen sehr wichtig: der sogenannte Jo-Jo-Effekt. Dabei reagiert der Körper nach einer Diät so, als müsse er sich wieder auf eine Hungerphase vorbereiten, und baut Fettpolster auf. Sättigung wird dann erst sehr spät oder gar nicht mehr erreicht, was zu einer vermehrten Nahrungsaufnahme führt, mitunter sogar zu Heißhungerattacken. Aus diesem Grund sind langfristige milde Umstellungen des Ernährungsverhaltens viel erfolgreicher als kurzfristige Brachialdiäten.

Emotional gesteuertes Essen

Beim Essverhalten darf der Aspekt der Emotionalität nicht übersehen werden. Unter Stress oder bei Traurigkeit neigen wir dazu, mehr zu essen, da Nahrungsaufnahme sehr schnell ein belohnendes und gutes Gefühl bereitet. Beim emotionalen Essen ist es uns kurzfristig egal, ob wir satt sind oder nicht. Im Volksmund wird dies Frustessen genannt; hier gilt es, Strategien zu entwickeln, dass dieses Frustessen nicht zum Dickmacher wird. Eine Strategie ist, sich einen Vorrat an Lebensmitteln mit niedriger Energiedichte zuzulegen, sodass sich Frust-Notfälle nicht allzu schwer niederschlagen.

Nahrungsmittel und Alternativen mit geringerer Energiedichte

Hohe Energiedichte	Alternative mit niedrigerer Energiedichte
Salami	Kochschinken
Paniertes Kalbsschnitzel	Hühnerschnitzel natur
Gänsekeule	Hähnchenkeule
Pommes frites	Ofenkartoffeln
Apfelkuchen, Hefeteig	Zitronenkuchen, Rührteig
Camembert	Frischkäse
Kuhmilch 3,5 % Fett	Kuhmilch 1,5 % Fett
Butter	Halbfettmargarine
Crème fraîche	Saure Sahne
Schokoladentafel	Vanillepudding, gekocht
Lachs	Thunfisch
Gesalzene Erdnüsse	Salzbrezeln
Räucherlachs	Forellenfilet
Sauerrahm-Dip	Hummus-Dip
Joghurtdrink mit Früchten	Buttermilch
Spargelcremesuppe	Tomatensuppe
Rahmspinat	Spinat, mit Zwiebeln gedünstet
Schweinebauch	Schweinefilet
Geräucherter Schinken	Roastbeef

WELCHE ROLLE SPIELT DAS MIKROBIOM?

Mikroben im Darm und deren Bedeutung bei der Gewichtsregulation sind ein großes Thema bei Gewichtsproblemen. Sicherlich haben Sie schon gelesen, dass es eine dick machende Darmflora und eine schlank machende Darmflora gibt. Schön, wenn das nun alles so einfach wäre: Darmflora austauschen, Gewichtsproblem gelöst. So ähnlich liest es sich in manchen Büchern und Journalen. Der Haken dabei ist: So einfach geht es nicht. Wir wissen, dass es im Darm in etwa

1000 verschiedene Arten von Mikroben gibt. Manche – wie etwa die Bakterien der Firmicutes-Gruppe – finden sich mehr bei Übergewichtigen, andere – zum Beispiel die Bacteroides-Gruppe – vermehrt bei Schlanken. Und obwohl wir wissen, dass Unterschiede im Mikrobiom eine bis zu 15 Prozent höhere Energieausbeute der Nahrung ermöglichen, können wir im Moment nicht sagen, dass diese oder andere Mikroben auch tatsächlich daran beteiligt sind.

Die Vielfalt pflegen

Was wir aber sicher wissen, ist, dass Übergewichtige ein an Artenreichtum reduziertes Mikrobiom haben. Daran ist mutmaßlich die unausgewogene Ernährung schuld. Daher sollte das Ziel für Ihre Gewichtsreduktion sein, den Artenreichtum Ihres Mikrobioms zu erhöhen. Das erreichen Sie mit einer ausgewogenen Mischkost, einer Zuckerreduktion und einer Erhöhung der Ballaststoffe Ihrer Ernährung.

Tatsächlich gibt es genügend kleinere Studien, in denen Ballaststoffe einen ausgeprägten gewichtsreduzierenden Effekt haben und in denen Laktobazillen einen gerade so erkennbaren gewichtsreduzierenden Effekt. Diese Hinweise sind in unseren Ernährungsempfehlungen enthalten; auf Ballaststoffe (Gemüse, Obst, Vollkornprodukte) weisen wir mehrfach hin und Laktobazillen finden sich in fermentierten Milchprodukten (Käse, Joghurt), die in der von uns empfohlenen Mischkost auf den Teller kommen. Ob Sie Laktobazillen zusätzlich in Kapseln aufnehmen wollen, kann jeder für sich selbst entscheiden. Wir raten eher davon ab, da zusätzliche Einnahmen Stress verursachen und den Fokus Ihrer Aufmerksamkeit in die falsche Richtung verschieben. Die Studien kommen zudem zum Ergebnis, dass Laktobazillen zusätzlich zu mehr Bewegung und Kalorienreduktion hilfreich sind. Das empfehlen wir Ihnen auch. Ohne Lebensstilveränderungen helfen aber auch die schönsten Kapseln nicht.

Das Wichtigste im Überblick

- Gene spielen eine Rolle, aber auch Umweltfaktoren beeinflussen unser Körpergewicht.
- Ist in Ihrer Familie Übergewicht bekannt, heißt es, Vorsicht walten zu lassen.

- Die wichtigsten Einflussfaktoren sind Ernährung, Bewegung und Essverhalten. All das können Sie selbst beeinflussen!
- Übergewichtig ist man ab einem BMI von 26 Kilogramm pro Quadratmeter (kg/m^2), von Fettleibigkeit/Adipositas spricht man ab einem BMI von 30 kg/m^2. Ihren BMI sollten Sie kennen.
- Eine Körperfettverteilung vom »Apfeltyp« erhöht das Risiko für Herz-Kreislauf-Erkrankungen.
- Zu einer ausgewogenen Ernährung gehören pro Tag etwa 50 bis 55 Prozent Kohlenhydrate, 15 bis 25 Prozent Eiweiße, 20 bis 30 Prozent Fette und mindestens 30 Gramm Ballaststoffe.
- Abwechslung auf dem Speiseplan ist unabdingbar!
- Von industriell gefertigten Lebensmitteln am besten die Finger lassen! Kochen Sie frisch, auch gern mit rohem Tiefkühlgemüse.
- Erste wichtige Maßnahme ist das Führen eines Ernährungstagebuchs für sieben Tage.
- Seien Sie ehrlich.
- Der Körper kann aus Zucker Fett herstellen und dieses fast unbegrenzt speichern.
- Abnehmen ohne Bewegung funktioniert nicht.
- Den Grundumsatz und damit auch den gesamten Energieumsatz können Sie durch Zunahme von Muskelmasse erhöhen.
- Bestimmen Sie Ihren gesamten Energieumsatz, damit Sie wissen, was Sie verbrauchen dürfen.
- Der Verzicht auf Alkohol ist eine wichtige Sofortmaßnahme.
- Beeinflussen Sie Ihre Sättigungshormone positiv durch ausreichend Schlaf.
- Meiden Sie »gute Esser«, da diese Sie zur vermehrten Kalorienaufnahme verleiten.
- Kommen Sie aus dem sitzenden Lebensstil zum aktiven Lebensstil.
- Legen Sie sich einen Schrittzähler zu, Ziel: 10 000 Schritte pro Tag.
- Bevorzugen Sie Lebensmittel mit geringer Energiedichte.
- Trinken Sie ausreichend Wasser und ungesüßten Tee, schon vor dem Essen.
- Crashdiäten unbedingt vermeiden! Der Jo-Jo-Effekt ist vorprogrammiert.
- Schlank machende Darmbakterien fördern Sie mit Ballaststoffen, Milchprodukten und Gemüse.

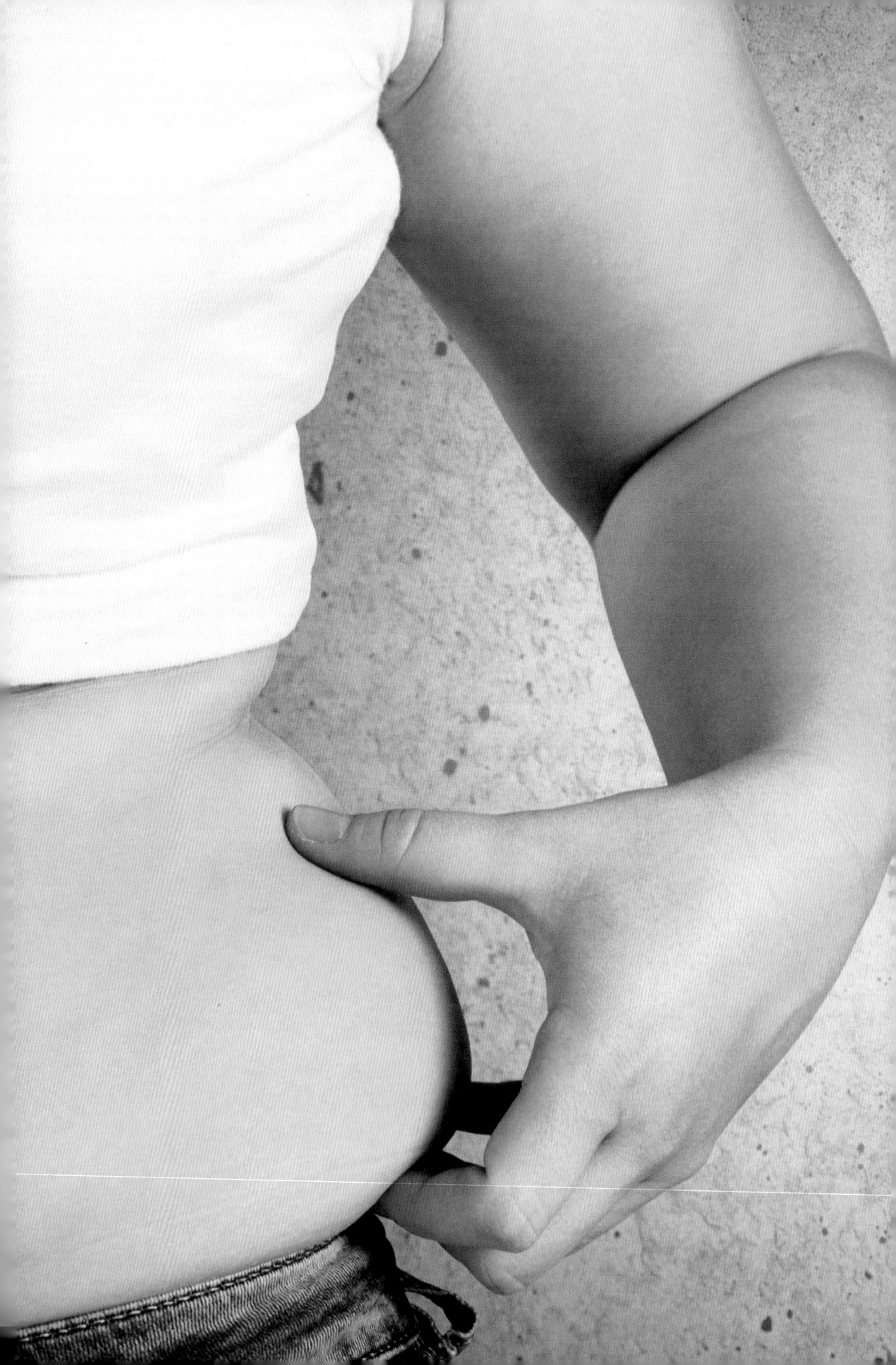

Kapitel 2

MITTEL- UND LANGFRISTIGE FOLGEN VON ÜBERGEWICHT

»SECONDS ON THE LIPS, YEARS ON THE HIPS«

Viele von Ihnen kennen vermutlich diesen Spruch – nur Sekunden im Mund, aber Jahre auf den Hüften. Warum das so ist, liegt in unserer Evolution begründet. Sobald unserem Körper Essen im Übermaß angeboten wird, speichert er die Energie für schlechtere Zeiten; das war in Vorzeiten überlebenswichtig. Aktuell befinden wir uns aber in der glücklichen Situation, dass es beim Nahrungsangebot keinen Mangel gibt. Ist die übermäßige Energie aber erst einmal gespeichert, bekommt man sie nur sehr schwer wieder los, denn um die in den Fettzellen und in der Leber gespeicherte Energie wieder abzubauen, muss im Körper ein echter Mangel an Energielieferanten herrschen. Nur dann wird der abbauende, sogenannte katabole Stoffwechsel angeregt. Kommen zusätzlich externe Einflussgrößen wie Dickmacher-Medikamente oder andere Erkrankungen dazu, die den Stoffwechsel ungünstig beeinflussen, dann ist es nochmals schwerer, die Pfunde loszuwerden.

Um erneut zu verdeutlichen, dass Übergewicht tiefgreifende gesundheitliche Konsequenzen hat, finden Sie im folgenden Kapitel die wichtigsten durch Übergewicht verursachten Erkrankungen zusammengestellt. Denn es ist ganz klar: Übergewicht ist ein sogenannter prädisponierender Risikofaktor für alle diese aufgeführten Erkrankungen; das bedeutet: Jeder Übergewichtige hat ein real höheres Risiko, an diesen Krankheiten zu erkranken.

Ein wesentlicher, aber beeinflussbarer Risikofaktor

Dabei können Sie davon ausgehen, dass, je höher das Übergewicht ist und je länger es besteht, die Gefahr von Folgeerkrankungen desto stärker steigt. Das Risiko ist zusätzlich größer, wenn zum Übergewicht noch weitere Risikofaktoren wie höheres Alter, familiäre Vorbelastung und Bluthochdruck kommen. Aus diesen Gründen wäre es bedauerlich, die Möglichkeit nicht zu nutzen, den Risikofaktor Übergewicht positiv zu beeinflussen – denn er kann aus eigener Initiative geändert werden. Lebensalter und genetische Ausstattung hingegen können wir nicht beeinflussen.

Das Unberechenbare am Übergewicht ist, dass Sie sehr lange keine Einschränkungen erfahren, da das Gewicht ja schleichend zunimmt. Dadurch nehmen wir die Gefahr erst wahr, wenn es schon fast zu spät ist. Früher erkennbare Signale wie übergewichtsbedingte Schwierigkeiten beim Treppensteigen (Atemnot, Knieschmerzen) etwa nehmen wir nicht wahr, da wir den Aufzug nehmen und die eigentlich alarmierende Situation durch unseren Lebensstil vermeiden.

Die WHO schätzt, dass die Zahl der Übergewichtigen weiter zunehmen wird und bald die der Herz-Kreislauf-Erkrankungen (Todesursache Nummer eins) und der Krebserkrankungen (Todesursache Nummer zwei) im Ranking ablösen wird. Daher ist es wichtig, Ihrem Übergewicht auf den Grund zu gehen, ob vielleicht doch eine behandelbare Erkrankung ursächlich ist, und Sie benötigen gute Strategien, um vermeidbare Risiken zu erkennen und schnell zu handeln. Vor allem wenn es zum Beispiel unter einer medikamentösen Therapie zu einer Gewichtszunahme kommt.

Unabhängig von den Folgeerkrankungen, die in diesem Kapitel genannt werden, sollten Sie auch wissen, dass Übergewicht noch weitere Risiken birgt. Bekannt ist, dass es bei übergewichtigen Personen, die aus welchem Grund auch immer operiert werden, häufiger zu Komplikationen während und nach der Operation kommt. Übergewichtige erleiden häufiger Infektionen oder haben Blutgerinnsel. Eine besonders schlimme Komplikation sind Wundheilungsstörungen nach Operationen am Bauch bis hin zum sogenannten Platzbauch. Ergänzend haben Übergewichtige im ganz normalen Alltag ein höheres Unfallrisiko und die Sterblichkeit ist generell erhöht.

HERZ-KREISLAUF-ERKRANKUNGEN

Als Erstes sind hier die Herz-Kreislauf-Erkrankungen (kardiovaskuläre Erkrankungen) zu nennen. Sie sind Todesursache Nummer eins in Deutschland. Zu diesen Erkrankungen zählen Herzinfarkt, Schlaganfall und Gefäßverschlüsse. Werden dem Körper zu viele Nährstoffe angeboten, kommt es bei den meisten Menschen zu einer Erhöhung der Blutfettwerte. Die wichtigsten Blutfette sind dabei das Cholesterin und die Triglyceride. Vor allem eine Untergruppe des Cholesterins, das LDL-Cholesterin, ist für eine vermehrte Arterienverkalkung (Atherosklerose) verantwortlich. Bei Übergewichtigen sind diese Blutfette regelmäßig erhöht. Wir nennen dies eine Fettstoffwechselstörung.

Auch bei Einnahme von verschiedenen Psychopharmaka kommt es zu dieser Art von Störung.

Atherosklerose bedeutet, dass Fette und Cholesterin in Kombination mit Kalzium in den Gefäßwänden eingelagert werden und im schlimmsten Fall einen Gefäßverschluss verursachen. Diese Gefäßverschlüsse führen schließlich zu einer Sauerstoffminderversorgung des versorgten Gewebes mit anschließendem Untergang der Zellen – im Fachjargon heißt das dann Zelltod (Apoptose) – und verursacht eine Vernarbung des Gewebes. Je nachdem, wo der Gefäßverschluss stattfindet, kommt es zu unterschiedlich schwerwiegenden Konsequenzen. Ist das Gehirn betroffen, nennen wir das Schlaganfall, beim Herzen Herzinfarkt und beim Darm Mesenterialinfarkt. Leider können sich die wenigsten dieser Organe nach so einem Infarkt wieder regenerieren. Günstigstenfalls bleibt eine Narbe zurück, die die Funktion des Organs je nach Größe der Narbe mehr oder weniger stark einschränkt. Tückisch am Übergewicht ist, wie schon erwähnt, dass es sich nicht um kurzfristige Folgen, sondern um eine langfristige Entwicklung dieser Erkrankungen handelt. Man spürt lange Zeit überhaupt nichts von alledem.

BLUTHOCHDRUCK

Übergewicht kann auch Ursache von Bluthochdruck sein. Erhöhter Blutdruck gilt wiederum als ein unabhängiger Risikofaktor für Herz-Kreislauf-Erkrankungen, hier beißt sich die Katze also in den Schwanz. Erst seit Kurzem wissen wir, wie der Zusammenhang zwischen Übergewicht und Bluthochdruck aussieht. Hier spielt das zuckerregulierende Hormon Insulin eine große Rolle, denn Insulin führt zu einem Abbau des Hormons ANP, das für die Blutdrucksenkung zuständig ist. ANP (atriales natriuretisches Peptid) wird in den Herzmuskelzellen gebildet und schützt vor allem das Herz vor Bluthochdruck. Übergewichtige haben zu viel Insulin im Blut (Hyperinsulinismus) und in der Folge zu wenig ANP, um den Blutdruck zu senken.

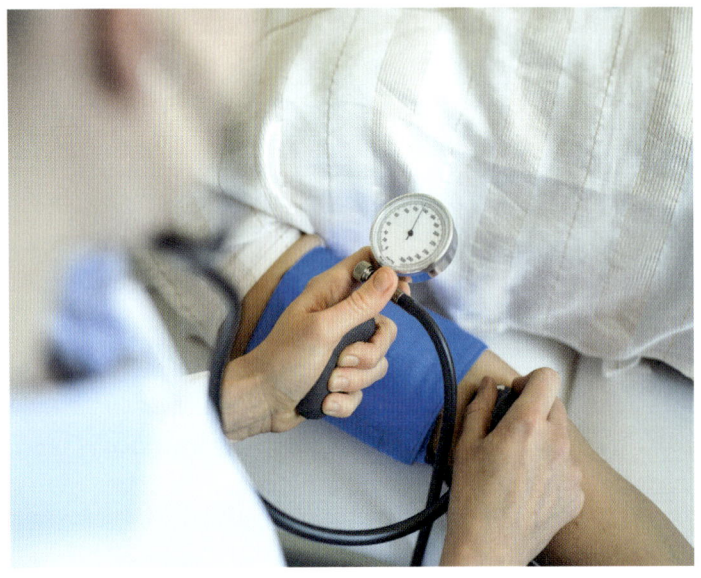

Hoher Blutdruck entsteht auch durch Übergewicht und hat langfristig gravierende gesundheitliche Auswirkungen.

Wenn der Blutdruck zu hoch ist, entsteht – vergleichbar zur Fettstoffwechselstörung – eine Verkalkung der arteriellen Gefäße. Wie genau das vonstattengeht, ist noch nicht vollständig geklärt. Gut gesichert ist hingegen, dass langfristig zu hoher Blutdruck zu Herzinfarkt und Schlaganfall führt und zudem die Nieren schädigt. Übergewicht zu reduzieren, reduziert den Blutdruck und reduziert das erhöhte Risiko für kardiovaskuläre Folgeerkrankungen.

INSULINRESISTENZ UND DIABETES TYP 2

Insulin ist das in der Bauchspeicheldrüse gebildete Hormon, das den Blutzucker reguliert und senkt. Tragen wir zu viel Gewicht mit uns herum, führt das zu einer weiteren Folgeerkrankung: der Insulinresistenz. Insulinresistenz bedeutet nichts anderes, als dass das gebildete Insulin nicht mehr so gut wirken kann, weil bei übermäßigem Nahrungsangebot in Kombination mit Medikamenten ständig zu viel Insulin produziert wird, es aber nicht genug Rezeptoren im Körper (an Fettzellen oder Muskelzellen) gibt, an denen das Insulin wirken könnte. Vereinfacht gesagt: Der Körper gewöhnt sich an zu hohe Insulinspiegel und reagiert nicht mehr darauf.

Bedauerlicherweise kann bei einer Insulinresistenz das Insulin als Sättigungshormon auch nicht mehr ausreichend wirken, der Effekt verstärkt sich dadurch noch. In der Folge entwickelt sich zunächst ein metabolisches Syndrom, langfristig ein Diabetes mellitus, im Volksmund »Zuckerkrankheit« genannt. Die Zuckerkrankheit wiederum führt ebenfalls zur vermehrten Arterienverkalkung, nun aber vor allem der kleinen arteriellen Gefäße. Die Folgen dieser Kleingefäßverkalkung sind viel schleichender als etwa ein Herzinfarkt und bewirken über einen langen Zeitraum Funktionsverluste, betroffen sind zahlreiche Organe, etwa das Gehirn (Demenz), die Nieren (Dialysepflichtigkeit), die Augen (Erblindung) sowie die peripheren Nerven (Polyneuropathie). Diabetiker sollten also regelmäßig an den Vorsorgeprogrammen der Krankenkassen teilnehmen; besser wäre es aber, eine Insulinresistenz durch Übergewicht erst gar nicht entstehen zu lassen.

METABOLISCHES SYNDROM

Leidet man nun unter verschiedenen durch Übergewicht verursachten Folgeerkrankungen, spricht man vom sogenannten metabolischen Syndrom oder dem Syndrom X. Die American Heart Association definiert diese Kombination verschiedener Krankheiten folgendermaßen:

Gewusst wie

Definition des metabolischen Syndroms

Mindestens drei der folgenden Kriterien liegen vor:

*   Taillenumfang: Männer > 102 cm, Frauen > 88 cm,
*   Triglyceride > 150 mg/dl oder medikamentöse Therapie der Blutfette,
*   HDL-Cholesterin: Männer < 40 mg/dl, Frauen < 50 mg/dl oder medikamentöse Therapie des HDL,
*   Hypertonie > 130/85 mmHg oder medikamentöse Therapie,
*   Nüchternblutzucker > 100 mg/dl oder medikamentöse Therapie.

Das metabolische Syndrom wird auch Wohlstandssyndrom genannt und ist von so großer Bedeutung, dass inzwischen für fast ein Viertel der Bevölkerung (Männer sind häufiger betroffen) diese fatale Diagnose zutrifft. Menschen, die am metabolischen Syndrom erkrankt sind, weisen ein zwei- bis dreifach höheres Risiko auf, an Herz-Kreislauf-Erkrankungen zu erkranken. Begleitend kommen meist noch eine Fettleber, Gallensteine und zu hohe Harnsäurespiegel dazu. Zu hohe Harnsäurespiegel können zu sehr schmerzhaften Gichtanfällen vor allem in den großen Zehen und in den Knien führen. Spätestens dann muss die Notbremse gezogen und Gewicht reduziert werden. Die gute Nachricht hierbei ist, dass bei den meisten Betroffenen schon eine Reduktion von wenigen Kilogramm Körpergewicht zu einer stark verbesserten Stoffwechsellage führt! Schon 3 bis 5 Prozent Gewichtsreduktion ermöglichen eine Normalisierung des Blutdrucks, eine Normalisierung der Blutfettwerte und auch des Nüchternblutzuckerwertes. Daher lohnt es sich in jedem Fall, die Strategien unseres Programms anzuwenden und umzusetzen, denn jede Gewichtsreduktion verbessert Ihre Gesundheit.

OBSTRUKTIVE SCHLAFAPNOE

Eine häufige Folgeerkrankung von Übergewicht ist auch das obstruktive Schlafapnoe-Syndrom, das sogenannte OSAS. Das ist eine Erkrankung, bei der es während des Schlafs immer wieder zu längeren Atempausen kommt. Diese Atempausen führen zu einer Minderversorgung des Gehirns mit Sauerstoff, die sich negativ auswirkt. Menschen, die von einem OSAS betroffen sind, leiden auch unter Tagesmüdigkeit, Konzentrationsschwierigkeiten und haben – Sie haben es sicherlich schon geahnt – ein höheres Risiko für Herz-Kreislauf-Erkrankungen.

Übergewicht ist ein sehr starker Risikofaktor für die Entwicklung dieser Art der Schlafstörung und der damit verbundenen Sauerstoffminderversorgung.

WEITERE ORGANISCHE AUSWIRKUNGEN

Des Weiteren führt Übergewicht zu einem höheren Risiko, Krebserkrankungen zu entwickeln. Warum das so ist, ist nicht vollständig geklärt. Die Vermehrung von Fettgewebe durch Übergewicht verursacht chronische Entzündungsreaktionen im Körper und Hormonveränderungen, die Gewebewachstum fördern, die Entartung verschiedener Zelltypen und damit die Krebsentstehung begünstigen. Insbesondere für Darmkrebs und gynäkologische Tumoren wie Gebärmutterkrebs ist Übergewicht ein gesicherter unabhängiger Risikofaktor.

Fett wird unter anderem auch in der Leber gespeichert und führt dort zur Fettleber. Das hat wiederum eine chronische Entzündung der Leber zur Folge, die langfristig zur Leberzirrhose und zum Leberversagen führt. In den USA ist diese Art der Leberzirrhose inzwischen die häufigste Ursache, die eine Lebertransplantation nötig macht.

Weniger tödlich und dennoch sehr belastend sind die muskuloskelettalen Folgen des Übergewichts. Teilweise nehmen Patient*innen unter ihrer medikamentösen Therapie bis zu 30 Kilogramm zu. Was diese Gewichtsbelastung für die Gelenke bedeutet, ist wahrscheinlich jedem klar. Vor allem die Kniegelenke haben unter dem vermehrten Gewicht zu leiden, aber auch Hüftgelenke und Wirbelsäule sind durch die Belastung stark beansprucht. Langfristig kommt es zu einer schnelleren Abnutzung, was Schmerzen, Bewegungseinschränkung und Immobilität verursacht. Durch Schmerzen und Immobilität beginnt ein Teufelskreis, da Bewegung für eine gesündere Lebensweise wichtig und auch zur Gewichtsreduktion notwendig ist.

Gewusst wie

Sie sind nicht nur Ihr Körpergewicht, sondern viel mehr! Gehen Sie auf Kollegen, Freunde und Familie zu. Sie werden erstaunt sein, wie viele Menschen Sie bei der Bewältigung Ihrer Probleme unterstützen möchten. Vor allem, wenn das Übergewicht aufgrund von äußeren Einflüssen wie einer Medikamenteneinnahme bedingt ist.

PSYCHISCHE PROBLEME

Viele Übergewichtige berichten, dass aufgrund ihrer Körperfülle Schamgefühle entstehen und sie sich nicht mehr in die Öffentlichkeit wagen, geschweige denn in ein Schwimmbad – und das, obwohl Schwimmen die naheliegendste Sportart bei Gelenkverschleiß (Arthrose) ist, da es sehr gelenkschonend ist. Manche Schwimmbäder haben das inzwischen verstanden und bieten Zeiten an, die nur für übergewichtige Menschen reserviert sind. Das ist eine erfreuliche Entwicklung.

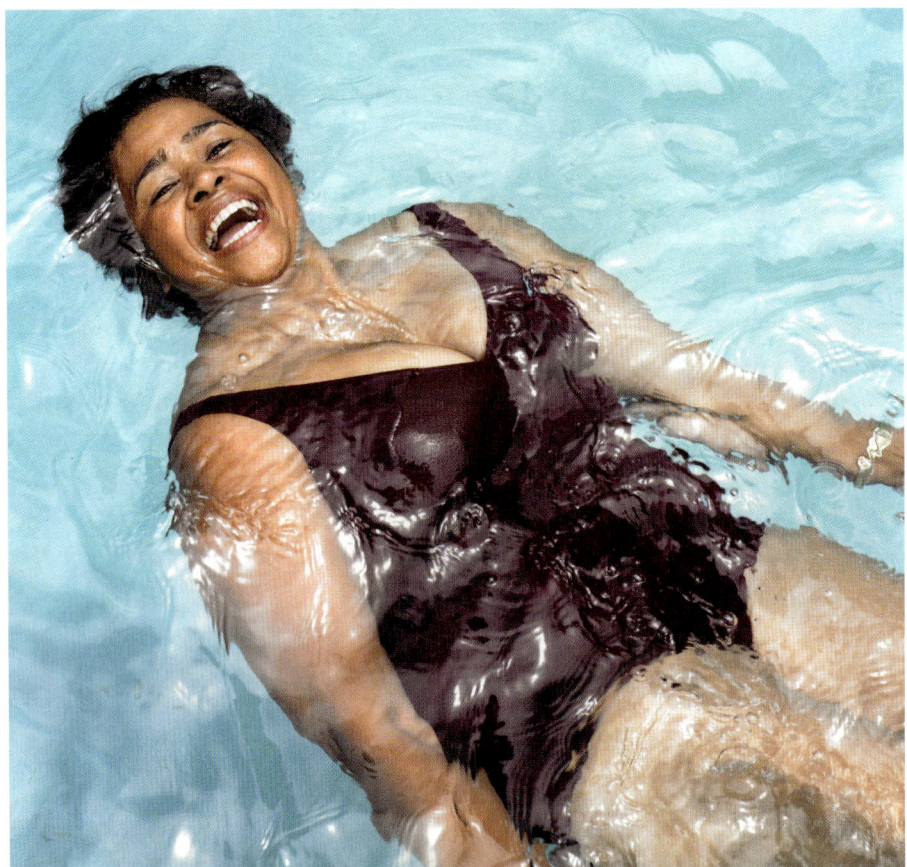

Schwimmen ist gesund, gelenkschonend und eine ideale Sportart, um überflüssiges Gewicht abzubauen.

Auch die langfristigen psychologischen Folgen von Übergewicht sollen nicht unerwähnt bleiben. Wie schon gesagt, ist Übergewicht oft mit Scham besetzt; Minderwertigkeitsgefühle und ein generell negatives Körpergefühl können entstehen. Gerade Patient*innen, die schon unter einer psychischen Erkrankung leiden und Medikamente einnehmen müssen, von denen sie wissen, dass sie eine Ursache ihres Übergewichts sind, berichten von vermehrtem Auftreten gedrückter Stimmung. Bisher wird dieser Übergewichtsfolge aber zu wenig Bedeutung beigemessen. Wir wissen, dass Adipositas, vor allem die massive Permagna-Form (BMI ab 35), zu sozialer Isolation führt. Betroffene berichten viel über Einsamkeit und fühlen sich auch sozial stigmatisiert. Zum proaktiven Eigenschutz empfehlen wir Ihnen daher, lebenslang darauf zu achten, Ihre sozialen Kontakte zu pflegen, aber auch offen mit Ihrem Problem, dem Übergewicht, umzugehen. In unserer Gesellschaft muss sich jeder selbst optimieren, ohne zu hinterfragen, ob das überhaupt nötig ist. Das gängige überschlanke Schönheitsideal und damit der derzeitige Vergleichswert liegt weit von einem gesunden Körpergewicht entfernt. Vor allem Frauen sind dafür anfällig, sich mit diesem »ungesunden« und meist »gephotoshoppten« Schönheitsideal zu vergleichen.

Das Wichtigste im Überblick

- Folgen von Übergewicht sind Herz-Kreislauf-Erkrankungen, Zuckerkrankheit, Bluthochdruck, Krebserkrankungen, Gicht, Gelenkverschleiß, metabolisches Syndrom, Fettleber und Leberzirrhose, Schlafapnoe und psychische Probleme.
- Das vermeintliche Schönheitsideal in den Medien entspricht nicht der Realität, sondern wird durch Photoshop generiert. Deepfakes sind auf dem Vormarsch!
- Es gibt viele Ursachen für Übergewicht. Eben nicht nur die vermehrte Kalorienaufnahme und der Bewegungsmangel. Meist wird gegenüber übergewichtigen Menschen jedoch eine gleichgültige Haltung eingenommen, die signalisiert, sich nicht näher mit diesen anderen Gründen beschäftigen zu wollen. Es erfordert nicht einmal viel Zeit, um einige der anderen Gründe zu erforschen, sondern man muss einfach nur daran denken.

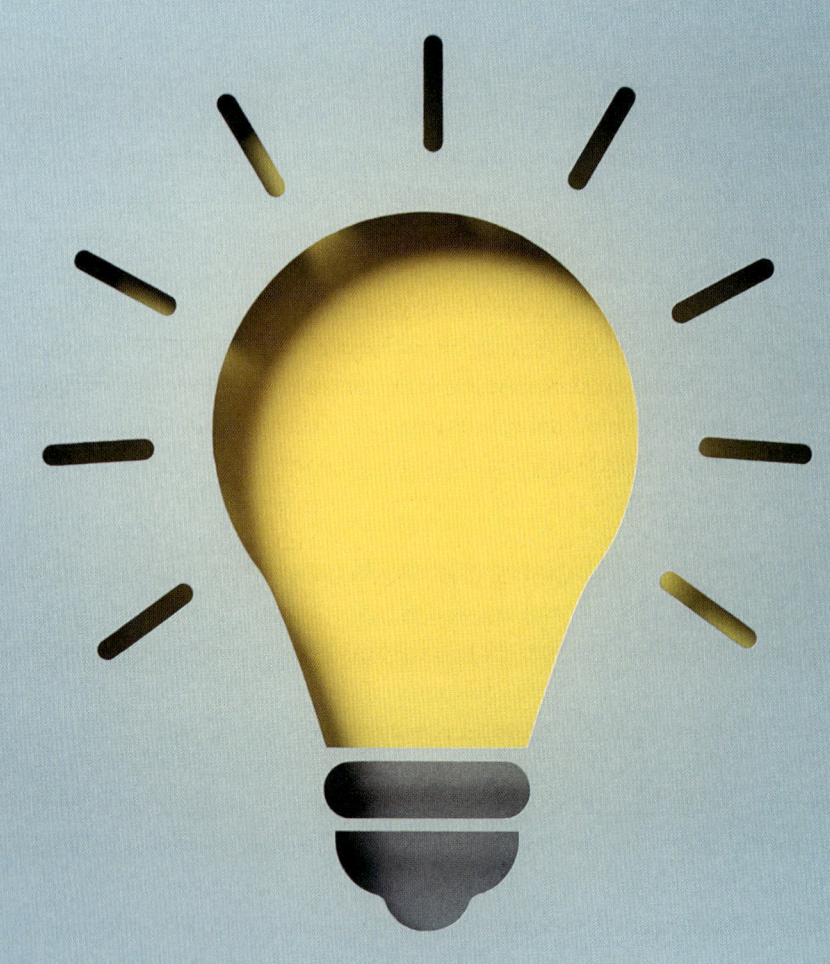

Kapitel 3

GRÜNDE FÜR ÜBERGEWICHT, AN DIE NIEMAND DENKT

NEUROENDOKRINE, HORMONELLE URSACHEN

Früher hörte man oft mit einem Augenzwinkern, wenn über dicke Patient*innen gesprochen wurde: »Das sind bestimmt die Drüsen und die schweren Knochen, die für das Übergewicht verantwortlich sind.« Damit wollte man eigentlich sagen, dass die Patient*innen vielleicht glauben, ihr Übergewicht sei durch hormonelle Fehlfunktionen verursacht sei, letztendlich würden sie aber einfach nur viel zu viel essen. Heute wissen wir glücklicherweise mehr. In der Tat gibt es sehr viele Erkrankungen der endokrinen/hormonproduzierenden Organe (Drüsen), die das Körpergewicht ungünstig beeinflussen und die es auszuschließen gilt. Meist reichen nur ein paar Laborwertbestimmungen aus, um die Diagnose zu stellen. Die wichtigsten haben wir in diesem Kapitel zusammengetragen. Auf die Therapie der einzelnen Erkrankungen kann dieser Ratgeber nicht näher eingehen. Falls die folgenden Krankheiten bei Ihnen ärztlich diagnostiziert werden, werden in der Arztpraxis auch die richtigen Schritte in der Behandlung eingeleitet.

Hypothyreose

Die wohl wichtigste Erkrankung ist die Schilddrüsenunterfunktion (Hypothyreose). Die Schilddrüse ist ein lebenswichtiges Organ, denn sie produziert die wichtigen Schilddrüsenhormone, das fT3 und fT4. Diese Hormone sind für die Aufrechterhaltung aller notwendigen Stoffwechselvorgänge und des Kreislaufes unabdingbar. Im ersten Kapitel haben Sie erfahren, was der Stoffwechsel ist, und somit wird klar, dass ein Mangel dieser Hormone zu einem reduzierten Stoffwechsel und damit zu Müdigkeit, Haarausfall, Fettstoffwechselstörung mit erhöhten Blutfetten, Appetitlosigkeit und paradoxerweise zur Gewichtszunahme führt. Unbehandelt kann eine Schilddrüsenunterfunktion tödlich verlaufen. Es gibt mehrere Ursachen für eine Hypothyreose:

• Hashimoto-Thyreoiditis: eine Autoimmunerkrankung, die letztendlich zum narbigen Umbau der Schilddrüse führt,

- die seltene polyzystische Schilddrüsenerkrankung oder andere Schilddrüsenentzündungen,
- Operationen oder Bestrahlungen (Radiojodtherapie), durch die bei Verdacht auf eine Krebserkrankung die Schilddrüse entfernt werden musste,
- Fehlfunktionen der übergeordneten Hormonschaltkreise der Hypophyse (Hirnanhangsdrüse) und des Hypothalamus (Teil des Zwischenhirns).

Die Labordiagnostik/Blutentnahme ist beweisend, folgende Werte werden bestimmt: TSH, fT3, fT4, TPO und TRAK. Oftmals muss eine Ultraschalluntersuchung ergänzt werden.

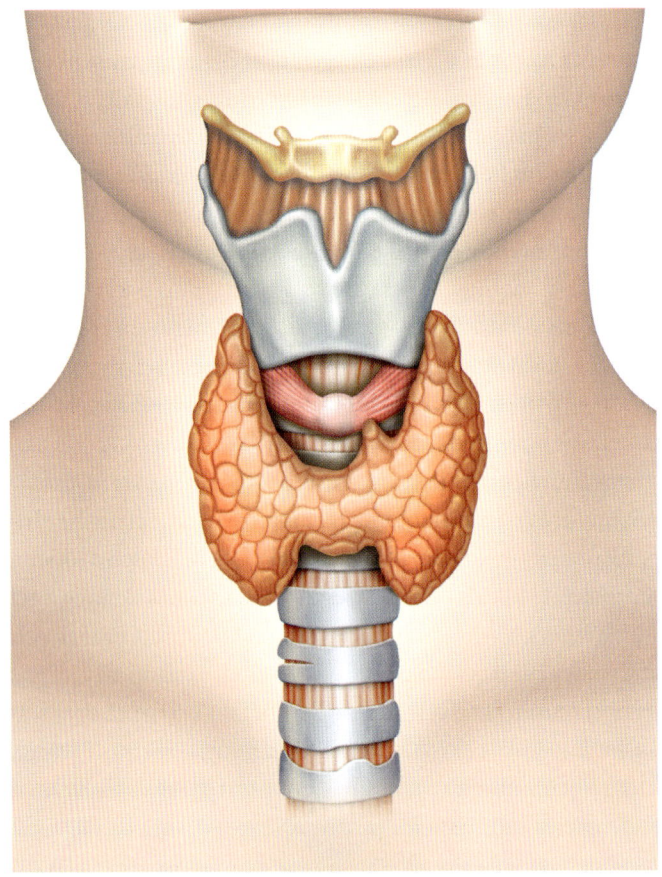

Die kleine Drüse im Hals ist wichtig für unseren gesamten Hormonhaushalt und kann für Übergewicht verantwortlich sein.

Morbus Cushing

Bei dieser Erkrankung kommt es zu einer erhöhten Bildung des Hormons Cortisol, ausgelöst durch einen gutartigen Tumor der Hypophyse, und zu vermehrter Bildung des Hormons ACTH (adrenocorticotropes Hormon). Diese Erkrankung hat viele Symptome. Für uns interessant sind aber die Stammfettsucht (also Gewichtszunahme im Rumpfbereich), das Vollmondgesicht und die vermehrte Gluconeogenese, also die Zuckerneubildung, die letztendlich zur Zuckerkrankheit (Diabetes) führt. Wir unterscheiden medizinisch ein iatrogenes – also ärztlich verursachtes – Cushing-Syndrom durch verabreichtes Cortisol, beispielsweise als Medikament, und ein hormonelles Cushing-Syndrom im Rahmen eines Hypophysentumors. Die entstehenden Symptome sind in beiden Fällen die gleichen und führen letztlich zur Gewichtszunahme. Auch hier reicht zum Erkennen die Labordiagnostik aus: Cortisolausscheidung im 24-Stunden-Sammelurin, Cortisol im Blut oder Speichel um Mitternacht oder der sogenannte Dexamethason-Hemmtest, bei dem durch Medikamentengabe die Funktionsfähigkeit der Hormonregelkreise getestet werden kann.

Erkrankungen des Hypothalamus

Der Hypothalamus ist ein Bereich im Gehirn, der die Verbindung zwischen dem endokrinen System (alles, was mit Hormonen zu tun hat) und dem Nervensystem herstellt. Vor allem das vegetative Nervensystem, das unsere grundlegenden Lebensfunktionen reguliert, wird vom Hypothalamus gesteuert. Dazu zählen Herzschlag, Atmung, Körpertemperatur, Sexualverhalten und eben auch die Sättigung und der Hunger. Die Regulation hierzu findet im sogenannten Nucleus ventromedialis statt. Ist dieses Nerven-Kerngebiet geschädigt, kommt es zum Anstieg des Hormons Insulin im Blut und in Folge zur vermehrten Produktion von Leptin. Was das bedeutet, wissen Sie bereits: Eine Leptinresistenz lässt die Wirkung dieses Abnehmhormons wirkungslos werden. Der Hypothalamus ist mit der Hypophyse, der Hirnanhangsdrüse, verbunden. Die Hypophyse wiederum ist für die Steuerung der Schilddrüse und der sexualhormonproduzierenden Organe zuständig – alles Funktionen, die Einfluss auf das Körpergewicht haben.

Eingriffe mit Folgen

Die wohl häufigste Ursache bei den Erkrankungen des Hypothalamus sind Operationen, die wegen gutartigen Tumoren vorgenommen werden müssen. Solche Tumore können sowohl in der Kindheit als auch im Erwachsenenalter auftreten. Bereits der Tumor allein kann dabei schon zu Übergewicht führen, wenn er durch sein eigenes Größenwachstum auf den Hypothalamus drückt und dadurch die Hormonspiegel beeinflusst. Betroffene berichten zudem oftmals auch über Kopfschmerzen, Sehstörungen, Müdigkeit und Störungen des Tag-Nacht-Rhythmus. Häufiger ist jedoch eine Schädigung des Hypothalamus nach einer operativen Entfernung, da es nicht immer gelingt, nur den Tumor zu entfernen. Manchmal kommt es durch die Schädigung der Umgebung im Rahmen der Operation auch zu einem Ausfall der Hypophyse, was wiederum zu einem Mangel oder sogar zu einem kompletten Fehlen der von ihr produzierten Hormone führt. Manche dieser Hormone kann man ersetzen, in anderen Fällen hilft nur eine sogenannte symptomatische Therapie, das heißt, die Symptome werden gelindert, die Ursache kann nicht behoben werden.

Der Vollständigkeit halber sollen an dieser Stelle auch noch andere, sehr seltene und teilweise sehr schwere Erkrankungen des Hypothalamus genannt werden, die schon in der Kindheit auftreten, mit starker Gewichtszunahme einhergehen und oft schon im Kindesalter tödlich enden. Zu diesen Erkrankungen zählen: ROHHAD und ROHHADNET (Rapid-onset Obesity, Hypothalamic Dysfunction, Hypoventilation und Autonomic Dysregulation oder in Kombination mit neuroendokrinen Tumoren).

Polyzystisches Ovarialsyndrom

Beim polyzystischen Ovarialsyndrom (PCOS) leiden die betroffenen Frauen unter unregelmäßigen Regelblutungen, einem Überschuss an männlichen Geschlechtshormonen (Androgenen) und damit männlichem Behaarungsmuster (starke Körperbehaarung, Glatze), Übergewicht und vielen Zysten an den Eierstöcken. Ein Kinderwunsch bleibt oft unerfüllt. Etwa 5 bis 10 Prozent der Frauen in Deutschland sind vom PCOS betroffen, gerade in Bezug auf Übergewicht ist dieses Syndrom eine häufige Mitursache. Was die Krankheit verursacht, ist nicht genau bekannt. Diskutiert werden genetische Faktoren; Untersuchungen an Zwillingen weisen deutlich auf eine genetische Komponente hin. Es scheint bei dieser Erkrankung zusätzlich einen Teufelskreis zu geben, denn wir wissen, dass eine Gewichtsabnahme die meisten Symptome lindern kann. Die Behandlung des PCOS richtet sich danach, ob ein Kinderwunsch besteht oder nicht. Verschiedene Hormone kommen zum Einsatz, die das Körpergewicht aber nur mäßig positiv beeinflussen, sodass die Gewichtskontrolle ein dauerhaftes Problem ist. Off-Label – also ohne explizite Zulassung für diese Indikation – werden beim PCOS gelegentlich Metformin, ein orales Diabetesmedikament, das zur Gewichtsreduktion führt, und/oder fettsenkende Medikamente, sogenannte Statine, eingesetzt, die aber keine Auswirkungen auf das Gewicht haben.

Pseudohypoparathyreoidismus

Der Pseudohypoparathyreoidismus ähnelt einem echten Hypoparathyreoidismus, also einer Unterfunktion der Nebenschilddrüse, die für den Kalziumstoffwechsel zuständig ist. Dabei liegt beim Pseudohypoparathyreoidismus die Schädigung aber nicht in der Nebenschilddrüse selbst, sondern an den Zielorganen. Dort kann das von der Nebenschilddrüse produzierte Parathormon aufgrund von Fehlern in den Rezeptoren nicht mehr wirken. Wir wissen, dass diese Erkrankung durch Gendefekte ausgelöst wird und von Geburt an besteht. Die Diagnose wird durch die Laborbestimmung von Kalzium, Phosphat und des Parathormons und letztendlich auch der Gendefekte gestellt. Vor allem der Typ 1A des Pseudohypoparathyreoidismus, der auch Albright-Osteodystrophie genannt wird, zeichnet sich durch Kleinwuchs, ein rundes Gesicht, verkürzte Finger, mentale Einschränkungen und Übergewicht aus. Es handelt sich bei dieser Typ-1A-Variante um eine sehr schwere Erkrankung. Die anderen Formen verlaufen deutlich milder; Übergewicht ist hier ein häufiges Problem, tritt jedoch in Anbetracht der Schwere der anderen Symptome in den Hintergrund.

Funktioneller Hypogonadismus

Hypogonadismus bedeutet zunächst nichts anderes als zu wenig Sexualhormon. Zu wenig Testosteron beim Mann und zu wenig Östrogen und Progesteron bei der Frau. Solche Störungen der Sexualhormone können viele Ursachen haben, etwa eine Fehlfunktion des Hodens, der Eierstöcke oder der übergeordneten Zentren wie Hypophyse und Hypothalamus. Etliche Formen des Hypogonadismus gehen mit Übergewicht einher. Testosteron, Östrogen und Progesteron sind auch die Hormone, die bei einem Verdacht auf Hypogonadismus bestimmt werden sollten. Sind diese Hormone erniedrigt, sollten weitere Hormonuntersuchungen zur Ursachenklärung durchgeführt werden. Vor allem beim Mann gibt es die Sonderform des funktionellen Hypogonadismus, der in erster Linie bei schon Übergewichtigen auftritt. Wir wissen, dass bei diesen Patienten – ausgelöst durch das Übergewicht – ein Mangel an Testosteron entsteht. Aus diesem Grund erwähnen wir diese Erkrankung hier, denn sollte bei Ihnen ein verminderter Testosteronspiegel aufgrund von Übergewicht vorliegen, ist es unbedingt notwendig, den Hormonmangel auszugleichen. Ansonsten entsteht hier ein Teufelskreis. Sobald Testosteron medikamentös substituiert wird, verbessert sich der Stoffwechsel und das Gewicht wird günstig beeinflusst.

Wachstumshormonmangel

Das Wachstumshormon (Somatotropin; englisch Growth Hormone) wird in der Hirnanhangsdrüse gebildet. Wenn in der Kindheit zu wenig Wachstumshormon

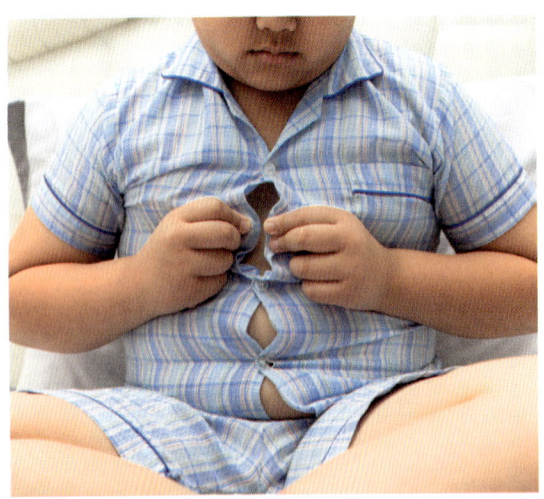

ausgeschüttet wird, kommt es zu einer Wachstumsverzögerung und zu Übergewicht. Es gibt mehrere Ursachen für einen Wachstumshormonmangel, teilweise sind sie angeboren, manchmal entstehen sie erst im Lauf des Lebens, beispielsweise durch kleine Tumore in der Hypophyse. Nachgewiesen wird dieser Hormonmangel durch Hormon-Stimulationstests. Die Diagnose kann gestellt werden, wenn es nach Gabe des Wachstumshormon freisetzenden Hormons oder nach Gabe von Insulin nicht zu einem adäquaten Anstieg des Wachstumshormons Somatotropin kommt.

Ein Mangel an Wachstumshormonen in der Kindheit begünstigt Übergewicht.

Winterdepression,
Seasonal Affective Disorder (SAD)

Wie der Name schon sagt, tritt diese Art der Depression vor allem im Winter, gelegentlich auch schon ab dem Herbst auf. Man vermutet, dass durch die verkürzten Tage und die geringe Sonneneinstrahlung im Körper vermehrt das Hormon Melatonin produziert wird. Dieses Hormon ist für den Tag-Nacht-Rhythmus zuständig. Eine Steigerung von Melatonin führt zu verstärkter Müdigkeit, auch weitere klassische Symptome der Depression wie Antriebsarmut und gedrückte Stimmung gehen damit einher. Betroffene berichten über eine verlängerte Schlafdauer und ein gesteigertes Verlangen, Kohlenhydrate und zuckerhaltige Lebensmittel zu sich zu nehmen – was wiederum in einer Gewichtszunahme mündet. Vor allem das saisonale Muster ist entscheidend, wenn man die Winterdepression diagnostizieren will; ein Labortest steht nicht zur Verfügung. Zur Diagnosestellung bedarf es einer Mindestanzahl an Symptomen, die in standardisierten Interviews abgefragt werden. Die Lichttherapie ist bei der Winterdepression eine sehr gute und vor allem komplikationslose Methode der Behandlung.

VERHALTENSÄNDERUNGEN

Entgegen der landläufigen Meinung ändern sich der Mensch und sein Verhalten eben schon – häufig leider in die verkehrte Richtung. Viele unserer Patient*innen berichten, dass sie früher nie Probleme mit ihrem Gewicht hatten. Fragt man genauer nach, dann stellt sich heraus, dass die Gewichtszunahme vor allem durch Veränderungen im Verhalten begründet ist. Früher ist man mit dem Fahrrad zum See gefahren, ist ein paar Runden geschwommen und dann wieder nach Hause geradelt. Heute wird das Auto aus der Garage geholt. Der aktuelle Job findet vor allem sitzend statt und anstelle einer abendlichen Runde zu Fuß um den Block begibt man sich direkt vom Abendessenstisch vors Fernsehgerät, an die Spielkonsole oder ans Tablet. Gegessen wird aber unverändert die gleiche Menge, ohne sich bewusst zu machen, dass der Grundumsatz durch das fortgeschrittene Alter inzwischen viel geringer ist und der Gesamtenergieumsatz durch die kleinen, unbemerkten Verhaltensänderungen ebenso abgenommen hat. Im ersten Kapitel wurde schon ausführlich über den in der westlichen Welt vorherrschenden sitzenden Lebensstil und den Einfluss des Grundumsatzes berichtet. Sitzen ist eine sogenannte Lifestyle-Modifikation, eine Lebensstilveränderung, die in Übergewicht mündet. Davon gibt es noch mehr.

Stressessen

Jeder kennt das tröstende Gefühl, das durch fettes oder zuckerhaltiges Essen ausgelöst wird. Zunächst einmal reduziert Stress den Appetit; wenn der Stress jedoch länger besteht, kommt es zu einem Anstieg der Hormone Kortison und Insulin und vermutlich auch zu Veränderungen von Ghrelin. Essen als Stresskompensation ist vor allem ein Problem von Frauen. Vergleichbar ist Stressessen mit dem Rauchstopp. Auch hier gilt es, sich sinnvolle Verhaltensalternativen und Kompensationsmechanismen zu suchen. Wie das geht, erfahren Sie später in unserem Abnehmprogramm.

Schlafentzug

Langfristig führt Schlafentzug zu Stress, junge Eltern werden uns hier beipflichten. Die Auswirkungen sind derart weitreichend und zermürbend, dass Schlafentzug sogar als Foltermittel eingesetzt wird. Nicht zuletzt auf das Gewicht wirkt er sich negativ aus. Im ersten Kapitel haben Sie bereits gelernt, dass die Hormone Ghrelin und Leptin durch die Schlafdauer beeinflusst werden. Daher ist genügend Schlaf wichtig, um abzunehmen oder um das Körpergewicht zumindest zu halten.

Belohnungsessen

Belohnungsessen fällt einerseits in die Kategorie Stressessen: Mir geht es schlecht, also tue ich mir etwas Gutes. Aber auch bei schönen Anlässen essen wir meistens zu viel. Es spricht nichts dagegen, einmal über die Stränge zu schlagen, darum geht es hier nicht. Nur wird ein solches Belohnungsessen oder ein

Belohnungstrinken (Vorsicht vor der Kalorienbombe Alkohol!) schnell zur Gewohnheit. Warum sich also immer mit Essen belohnen? Es gibt heute so viele andere Möglichkeiten, sich etwas Gutes zu tun: ein Bad nehmen, in die Natur gehen, einen Schaufensterbummel unternehmen, sich mit einer Freundin oder einem Freund auf einen Spaziergang treffen oder ins Kino oder Theater gehen, ein gutes Buch lesen und vieles mehr.

Wiederholte erfolglose Diäten

Vom Jo-Jo-Effekt haben Sie weiter vorne schon lesen können. Manchmal drängt sich der Eindruck auf, die gesamte Gesellschaft sei auf Diät. Überall, wo man hinsieht oder hinhört, erfährt man: »Ach, ich muss abnehmen, ich faste gerade Intervall, ich leiste mir einen Personal Trainer, der hilft mir, mich gesund zu ernähren, ich mache gerade Low Carb …« Warum sind dann eigentlich zwei Drittel der Deutschen übergewichtig? Das liegt daran, dass all diese Abnehmprogramme meist viel zu schnell und oberflächlich durchgeführt werden und die sinnvollen Anpassungen nicht nachhaltig ins eigene Leben integriert werden. Da der Körper bei jeder Diät zunächst auf den Hungerstoffwechsel umschaltet, wird, sobald man nicht mehr kalorienreduziert isst, wieder deutlich mehr Ernährungsenergie in Fett eingelagert. Es könnten ja bald erneut magere Zeiten kommen, auf die sich unser Körper vorbereitet. Unseren Patient*innen machen wir vor Diäten immer klar, dass ein langer Weg vor ihnen liegt. Nur auf diese Weise ist der Abnehmerfolg von Dauer! Ohne eine nachhaltige Lebensstilveränderung bleibt es beim üblichen Effekt mit nachhaltiger Gewichtszunahme zwischen all den Diätversuchen.

Bulimie und Binge Eating

Ess-Brech-Sucht (Bulimie) und Heißhunger-Fressattacken (Binge Eating Disorder) gehören streng genommen nicht zu den Verhaltensveränderungen, sondern sind psychiatrische Erkrankungen, bei denen es zu nicht kontrollierbaren Fressanfällen kommt. Die Betroffenen sind nicht in allen Fällen übergewichtig, aber sehr oft. Vor allem bei den Heißhunger-Fressattacken, die im Unterschied zur Bulimie nicht mit kompensatorischem Verhalten wie selbst herbeigeführtem Erbrechen, Abführmitteln oder Einläufen einhergehen, ist Übergewicht ein zentrales Problem. Sollten Sie an diesen Erkrankungen oder Verhaltensmustern leiden, ist es sehr wichtig, sich in professionelle Behandlung zu begeben, denn ohne Behandlung der psychiatrischen Grunderkrankung ist das dadurch ausgelöste Übergewicht nicht in den Griff zu bekommen. Die Diagnose dieser Erkrankungen wird durch eine ausführliche Krankengeschichte, unterstützt durch standardisierte Fragebögen, gesichert.

RAUCHERENTWÖHNUNG

Wenn man mit dem Rauchen aufhört, nimmt das Gewicht häufig zu; diese Erkenntnis zählt zum Allgemeinwissen. Die meisten machen letztendlich den Wegfall der Beschäftigung mit der Zigarette und die vermehrte orale Befriedigung durch Essen für die Gewichtszunahme verantwortlich. Das mag in gewissem Maße zutreffen, ist jedoch nicht die ganze Wahrheit. Denn was im Körper nach dem Rauchstopp passiert, ist eine grundlegende Reduktion des Grundumsatzes, nämlich um den Teil, mit dem das Nikotin den Körper zuvor belastet hat. Man kann also nach dem Rauchstopp weniger Kalorien verwerten, da Nikotin zuvor vor allem die Stoffwechselprozesse beim Fett- und Kohlenhydratabbau beschleunigt hatte.

Das bedeutet im Umkehrschluss aber nicht, dass Rauchen schlank macht. Die meisten unserer rauchenden Patient*innen sind zusätzlich auch übergewichtig. Im ersten Kapitel haben Sie ja schon erfahren, weshalb der Grundumsatz so wichtig ist. Sollten Sie planen, in der nächsten Zeit mit dem Rauchen aufzuhören, ist es sehr wichtig, zeitgleich auf Ihr Gewicht zu achten, sonst riskieren Sie, nach dem Rauchstopp vier bis fünf Kilogramm Gewicht zuzulegen. Das rührt daher, dass es offenbar naheliegt, die Hände und den Mund mit Essen zu beschäftigen, um den Suchtdruck und die Lust auf eine Zigarette zu reduzieren. Zu empfehlen sind alternative Tätigkeiten wie Spazierengehen, ein paar Kniebeugen machen, Tagebuch schreiben oder Musik hören, wenn das Verlangen wieder mal zu groß wird. In der Anfangszeit sind auch Nikotinersatzprodukte wie Pflaster, Nasensprays und Kaugummis probate Mittel. Ebenso kann man die ersten zwölf Wochen mit dem Medikament Vareniclin unterstützen. Lassen Sie sich in Ihrer Hausarztpraxis dazu beraten.

ERNÄHRUNGSFEHLER BEI ELTERN UND KIND

Wie wir uns verhalten und damit auch ernähren, ist zu einem sehr großen Teil erlernt. Wir beobachten unsere Eltern und ahmen sie nach. Zudem haben wir als Embryos, Säuglinge und auch als Kleinkinder nicht die Möglichkeit, uns in unserem Ernährungsverhalten anders als unsere Eltern zu entscheiden. Somit trifft das Sprichwort »Der Apfel fällt nicht weit vom Stamm« auch auf unser Körpergewicht zu.

Ernährungsverhalten der Mutter und des Vaters

Das Ernährungsverhalten der Mutter ist in zweierlei Hinsicht wichtig für das spätere Körpergewicht des Kindes, da bereits im Mutterleib Weichen gestellt werden. Ist die Mutter übergewichtig, führt das beim Baby zu einem Stoffwechsel, der sich bereits an das Überangebot angepasst hat; das Übergewicht ist also schon vorprogrammiert. Zweitens wissen wir, dass gestillte Babys später weniger an Übergewicht leiden als flaschenernährte Kinder. Demnach gilt es, Flaschenernährung zu meiden.

Weiterhin wissen wir, dass Übergewicht entweder bei der Mutter oder beim Vater das Risiko eines Übergewichts beim Kind um das Zwei- bis Dreifache erhöht. Sind beide Eltern zu dick, steigt das Risiko auf das 15-Fache an. Dies bedeutet auch, dass Übergewicht ein

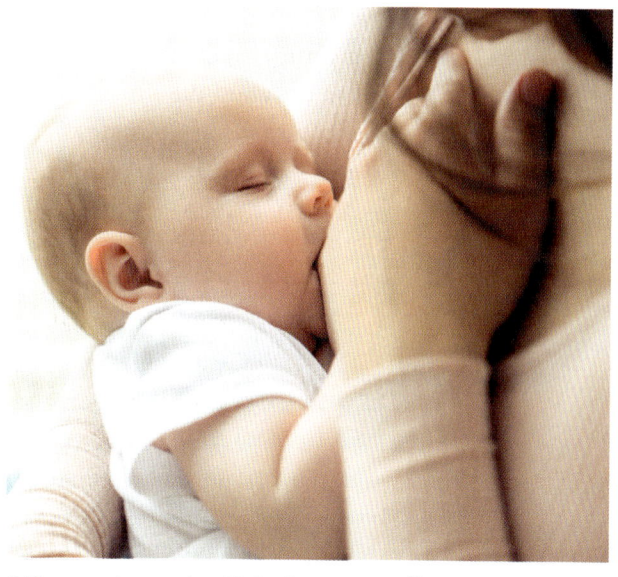

Stillen verringert das Risiko für späteres Übergewicht deutlich.

Problem ist, zu dessen Lösung alle im Haushalt Lebenden beitragen müssen. Bei diesem familiären Risiko spielt neben dem Faktor Vererbung vor allem das erlernte Essverhalten innerhalb der Familie die größte Rolle.

Industriell gefertigte und hochkalorische Lebensmittel etwa sind ein Risikofaktor, siehe dazu das erste Kapitel. Die Verwendung dieser Lebensmittel wird als Verhaltensweise innerfamiliär weitergegeben.

Übergewicht in der Kindheit

Wer schon vor dem fünften Lebensjahr an Übergewicht leidet, hat ein erhöhtes Risiko, dauerhaft dick zu bleiben. Dabei spielt das Ausmaß des Übergewichts die größte Rolle. Ein Kind mit moderatem Übergewicht hat eine Fifty-fifty-Chance, später normalgewichtig zu sein. Zwei Drittel der adipösen Jugendlichen bleiben lebenslang zu dick. Nur ein Drittel schafft es, im Erwachsenenalter normalgewichtig zu werden. Sind die Eltern zu dick, wird dies deutlich schwieriger.

Grund dafür ist auch, dass es sich in der Kindheit entscheidet, ob man eine sogenannte hyperzelluläre Adipositas bekommt. Bei dieser Form des Übergewichts ist die Zahl der Fettzellen erhöht und bleibt dauerhaft bestehen, nur der Füllungsgrad der Fettzellen kann sich ändern. Nimmt man hingegen erst später im Leben zu, kommt es meist nur zu einer Vergrößerung der Fettzellen, einer sogenannten Hypertrophie, die Zahl der Fettzellen nimmt hingegen nicht mehr zu. Menschen, bei denen die Zahl der Fettzellen nicht gesteigert ist, tun sich beim Abnehmen leichter.

Gewusst wie

Geringes Geburtsgewicht

Ein Faktor, den wir bisher noch wenig verstanden haben, ist der Einfluss eines geringen Gewichts bei der Geburt auf die Entstehung von Übergewicht im späteren Leben. Kinder, die bei der Geburt weniger als 2,5 Kilogramm auf die Waage bringen, haben ein deutlich höheres Risiko, später übergewichtig zu sein. Neben dem Übergewicht kommen bei diesen Kindern im Verlauf ihres Lebens auch Zuckerkrankheit und Herz-Kreislauf-Erkrankungen häufiger vor; beides sind Erkrankungen, die mit Übergewicht Hand in Hand gehen.

DIÄTFEHLER: ESSEN STATT TRINKEN

Ein häufiger Diätfehler ist, dass man etwas isst, obwohl man eigentlich Durst hat. Das Hungergefühl kann dem Durstgefühl sehr ähnlich sein. Hören Sie am besten in sich hinein oder trinken Sie einfach zunächst ein Glas Wasser, wenn Sie hungrig sind, und überprüfen Sie dann, ob und in welchem Ausmaß der mutmaßliche Hunger zurückgegangen ist. Durch diesen Trick schlagen Sie zwei Fliegen mit einer Klappe, weil Sie nicht nur fehlinterpretierten Durst stillen und Kalorien einsparen, sondern weil Sie zeitgleich auch auf eine ausreichende Trinkmenge kommen.

GENETISCHE URSACHEN

Es gibt zahlreiche genetische Ursachen, die zu Übergewicht führen. Bei einigen dieser Erkrankungen kennen wir inzwischen auch die Genorte oder die Gendefekte auf den Chromosomen. Diese erblichen Erkrankungen sind oftmals sehr schwerwiegend und das damit einhergehende Übergewicht ist meistens das geringste Problem. Der Vollständigkeit halber möchten wir zu den schon im ersten Kapitel geschilderten noch weitere Erbkrankheiten ergänzen, bei denen Übergewicht auftritt: das Albright-Syndrom und das Prader-Willi-Syndrom, das Alström-Syndrom, das Bardet-Biedl-Syndrom, das Beckwith-Wiedemann-Syndrom, das Carpenter-Syndrom, das Kleine-Levin-Syndrom und das Cohen-Syndrom.

Alle diese Syndrome haben gemeinsam, dass meist nur ein Genort betroffen ist, die genetische Veränderung jedoch zu massiven Einschränkungen vor allem körperlicher, aber auch intellektueller Funktionen führen kann. Das wohl bekannteste Beispiel, das sehr häufig, jedoch nicht immer zu Übergewicht führt, ist das Downsyndrom. Hier haben die Betroffenen ein ganzes Chromosom zu viel.

Erbliche Übergewichtskrankheiten

Von diesen Erkrankungen abzugrenzen sind Defekte, bei denen wir den Genort kennen und deren einzige Folge Übergewicht ist. Zu diesen erblichen Übergewichtskrankheiten ohne weitere Symptome zählen der angeborene Leptinmangel, der angeborene Leptinrezeptormangel, die angeborene Leptin-Dysfunktion, der angeborene Proopiomelanocortin-(POMC-)Mangel, der Proprotein-Convertase-1/3-Mangel, die Melanocortin-4-Rezeptor-Insuffizienz und eine Variante des Melanocortin-2-Rezeptor-Proteins. Allen diesen erblichen Übergewichtserkrankungen gemeinsam ist, dass das Übergewicht sehr früh in der Kindheit beginnt und aufgrund des einzigen Symptoms (Übergewicht) – weitere Symptome treten nicht auf – in der Regel keine genetische Ursache diagnostiziert wird. Manche dieser Erkrankungen, beispielsweise solche, die das Protein Leptin oder den Leptinrezeptor betreffen, könnten bei korrekter Diagnosestellung gut behandelt werden. In den USA wurde zu dieser Behandlung vor Kurzem der Wirkstoff Metreleptin zugelassen, die Behandlung erfolgt schon in der Kindheit. In Deutschland ist dieser Wirkstoff im Moment noch nicht erhältlich. Bei anderen dieser Erkrankungen können wir nur symptomatisch behandeln, also auf die Kalorienaufnahme achten.

ALTERN

Endlich hätte man Zeit, in Ruhe und ohne Stress zu essen, und könnte die Speisen genießen. Aber leider funktioniert das nicht mehr so, wie man sich das vorgestellt hat, denn das Altern an sich verursacht eine ausgeprägte physiologische Reduktion des Grundumsatzes. Das führt dazu, dass man mit jedem Jahrzehnt weniger Energiebedarf hat und demnach weniger essen kann, ohne dass es sich gleich auf die Hüften und den Bauch auswirkt. Das ist vielen Menschen in diesem Ausmaß nicht klar. Aus diesem Grund wird es hier nochmals deutlich erwähnt. Sowohl im ersten Kapitel als auch im Kapitel mit dem Abnehmprogramm erfahren Sie mehr über die Mechanismen und Auswirkungen des Alterns auf den Grundumsatz.

Folgende Zahlen machen den Effekt erkennbar: Bei jüngeren Menschen liegt der Anteil der Übergewichtigen bei etwa 5 Prozent, im Alter von 45 bis 64 sind schon 25 Prozent adipös. Wichtig ist zu verstehen, dass es im Alter so kommen wird, wenn man an seinem Ernährungs- und Bewegungsverhalten nichts verändert. Mit kleinen, nachhaltigen Anpassungen von Essverhalten und Lebensstil kann diesem Alterseinfluss auf das Körpergewicht jedoch erfolgreich gegengesteuert werden.

SOZIOÖKONOMISCHE UND ETHNISCHE FAKTOREN

Leider wird der Einfluss von sozioökonomischen Faktoren und ethnischen Faktoren in unserer Gesellschaft nicht offen diskutiert, obwohl die Studienlage hierzu erdrückend ist. Menschen, die einen niedrigen Bildungsabschluss haben und weniger verdienen, haben ein statistisch deutlich höheres Risiko, dick zu werden und dick zu bleiben. Als Ursachen werden Faktoren wie mangelnde Ernährungserziehung vermutet; den Kindern und auch Erwachsenen in dieser Gruppe ist nicht klar, dass zu einer ausgewogenen Ernährung auch der regelmäßige Verzehr von Gemüse und Obst zählen. Aus den USA wissen wir, dass vor allem weiße Männer im Vergleich zu schwarzen Männern dicker sind. Bei den Frauen ist es hingegen genau umgekehrt. Menschen aus Lateinamerika sind genereller dicker als die weiße Population.

Eine Untersuchung zum Verhältnis von Haushaltsnettoeinkommen, erreichtem Schulabschluss sowie beruflicher Stellung und Körpergewicht der Studienteilnehmer hat in Deutschland sehr ähnliche Ergebnisse gezeigt. Frauen mit niedriger Schulbildung, niedriger beruflicher Stellung und niedrigem Einkommen haben ein dreifach höheres Risiko, an Adipositas zu leiden. Bei Männern scheinen der Bildungsabschluss und die berufliche Stellung das Körpergewicht stärker zu beeinflussen; das Einkommen gibt weniger den Ausschlag für ein potenzielles Normalgewicht.

Aus diesen Gründen ist es dringend nötig, ein Schulfach oder eine fortlaufende Erziehung für gesunde, ausgewogene Ernährung und Bewegungsprogramme bereits im Kindergarten und in der Grundschule einzuführen. Damit würden sinnvolle Maßnahmen ergriffen, um dieses Problem gar nicht erst entstehen zu lassen. Auch eine zentral organisierte Schulspeisung wäre ein sinnvoller Ansatz, gerade für solche Kinder, die nicht die Möglichkeit haben, sich zu Hause gesund zu ernähren. Die Ernährungsampel ist ein weiterer Schritt in die richtige Richtung, nur fehlt beispielsweise aktuell die grüne Ampel in der Obst-und-Gemüse-Abteilung.

Gewusst wie

Wie gesund können industriell gefertigte Lebensmittel sein, selbst wenn diese vielleicht eine gelbe Markierung der Ernährungsampel tragen? Wir möchten nochmals betonen, dass gesunde, ausgewogene Ernährung in Deutschland nicht teuer ist, wohingegen eine industriell gefertigte, potenziell dick machende Ernährung in mehrfacher Hinsicht einen hohen Preis hat.

IATROGENE URSACHEN

Iatrogene, also medizinische, Maßnahmen stellen die weitaus größte Gruppe der Übergewichtsverursacher dar. Aus diesem Grund haben wir diesem Thema ein eigenes Kapitel im Anschluss an dieses gewidmet. Zu den iatrogenen Ursachen zählen vor allem Medikamente wie Antidepressiva, Neuroleptika, Stimmungsstabilisierer, Insulin und orale Antidiabetika, Betablocker, Glukokortikoide, HIV-Medikamente, Nahrungsergänzungsmittel, aber beispielsweise auch – wie schon erwähnt – Operationen am Hypothalamus.

Das Wichtigste im Überblick

- Es gibt viele Ursachen für Übergewicht, an die oft keiner denkt.
- Nicht immer sind falsche Ernährung und Bewegungsmangel schuld.
- Manchmal helfen schon einfache Laboruntersuchungen, um dem Übergewicht auf die Spur zu kommen.
- Leider heißt das nicht, dass nach Behandlung dieser Ursachen das Übergewicht wieder von allein verschwindet.

- Wir haben eine Reihe von Gründen identifiziert, die ursächlich sein können, und es gibt viele mehr, wenn man sich die verschiedenen Ausprägungen, vor allem bei den genetischen Erkrankungen, ansieht.

Checkliste der möglichen Gründe für Übergewicht

Blutentnahme, um Erkrankungen von Schilddrüse, Nebenniere oder anderen hormonellen Ursachen festzustellen
Besuch beim Endokrinologen, falls der Verdacht auf beispielsweise Hypogonadismus besteht
Besuch in der Frauenarztpraxis, wenn der Verdacht eines PCOS besteht
Wissen Sie wirklich, was ausgewogene Ernährung bedeutet?
Sind Sie Stressesser?
Leiden Sie an Schlafentzug?
Sind Sie Belohnungsesser?
Sind Sie in die Jo-Jo-Diätfalle getappt?
Könnte bei Ihnen eine Ess-Brech-Sucht oder eine Heißhunger/Fressattacken-Erkrankung vorliegen?
Haben Sie gerade mit dem Rauchen aufgehört?
Gibt es Hinweise auf psychische Erkrankungen wie die Winterdepression?
Wie haben sich die Eltern ernährt, ist deren Essverhalten ungünstig?
Waren Sie schon als Kleinkind übergewichtig?
Essen Sie viel industriell Gefertigtes?
Essen Sie ausreichend Obst und Gemüse?
Trinken Sie wenig und kann es sein, dass Sie Durst und Hunger verwechseln?
Waren Sie als Säugling sehr leicht?
Sind Sie vielleicht gerade ein Jahr älter geworden und haben ein neues Jahrzehnt begonnen?
Haben Sie eine medikamentöse Therapie begonnen?

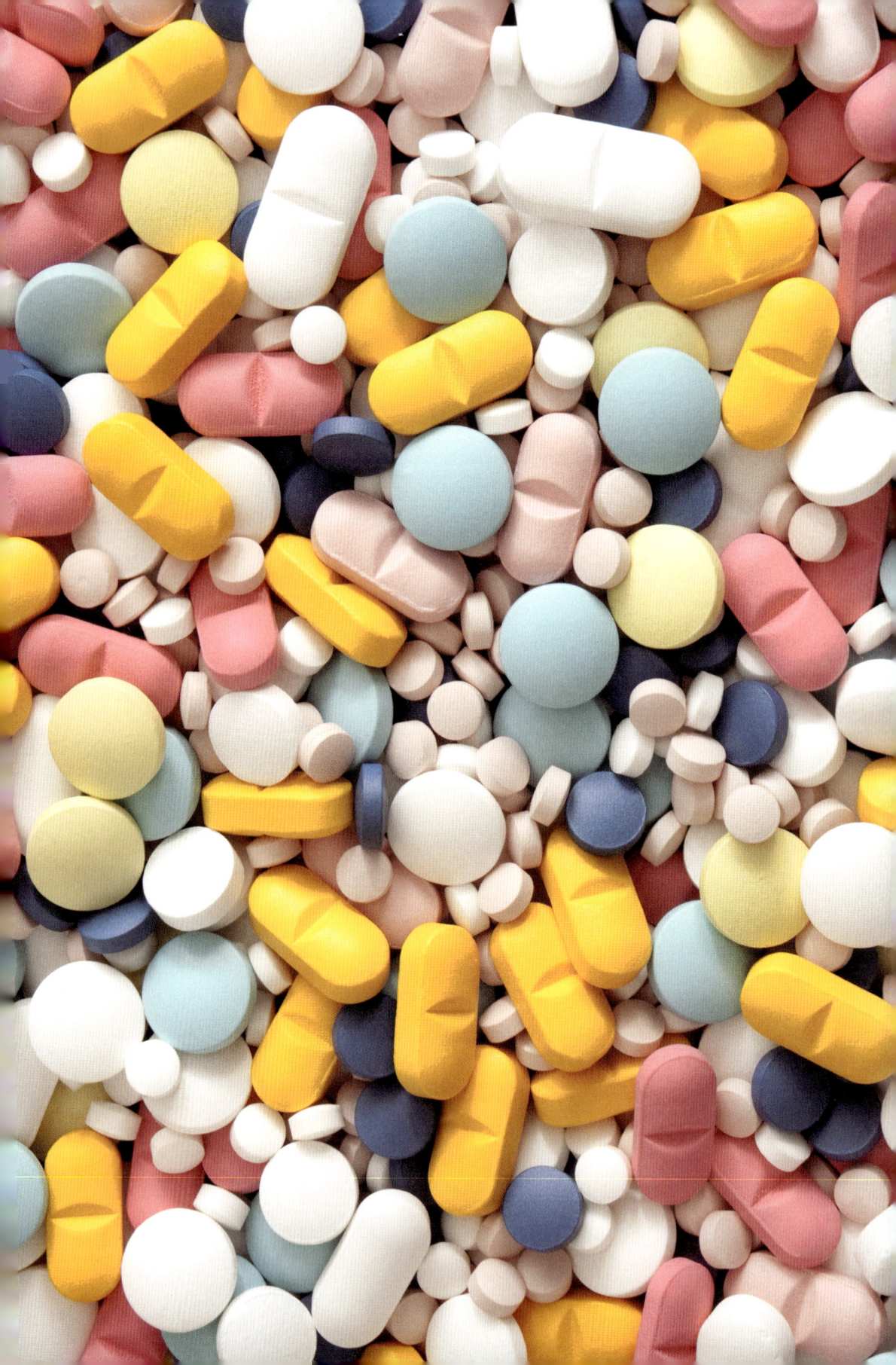

Kapitel 4

MEDIKAMENTE, ZUSATZSTOFFE UND GEWICHTSZUNAHME

NEBENWIRKUNG ÜBERGEWICHT

Nicht alle Medikamente verursachen eine Gewichtszunahme, aber viele. In diesem Kapitel erfahren Sie, welche das sind und warum das so ist. Psychopharmaka, aber auch Blutdruck- und Diabetesmedikamente geraten hier in den Fokus, aber auch das oft in Bausch und Bogen zu Unrecht verurteilte Kortison wirkt sich negativ auf das Körpergewicht aus. Bei einigen dieser Medikamente kennen wir bereits das Wirkprinzip, das zu Übergewicht führt, bei manchen ist es noch nicht vollständig geklärt. Das ist auch nicht weiter schlimm, denn die Strategien, die angewendet werden sollten, um das Gewicht zu halten oder abzunehmen, sind unabhängig vom Auslösemechanismus. Sie werden auch erfahren, ob es nicht vielleicht doch Alternativen zu manchen Medikamenten gibt. Außerdem erhalten Sie erste Einblicke in die Kalorienreduktion.

 Vorsicht

Wichtig ist, dass Sie auch nach der Lektüre dieses Ratgebers Ihre Medikation nicht eigenständig verändern oder absetzen. Das sollte nur nach ärztlicher Rücksprache erfolgen, denn auch wenn Sie durch Ihr Medikament eine Gewichtszunahme bemerken, gilt es, in einem vertrauensvollen Gespräch eine gute Risiko-Nutzen-Abwägung zu erstellen. Abruptes Absetzen von Medikamenten hat oftmals negative Folgen, die Sie auf keinen Fall riskieren sollten. Wenn Ihnen die Medikamente, die für Gewichtszunahme sorgen, bei einem medizinischen Problem gut helfen, benötigen Sie zunächst andere Strategien zur Gewichtskontrolle.

Das Abwägen von Nutzen und Risiken

In Deutschland gibt es derzeit über 100 000 Arzneimittel (Medikamente). Neben den Arzneimitteln mit nachgewiesener medizinischer Wirkung gibt es Nahrungsergänzungsmittel (NEM), die ohne Heilsversprechen zur Gesundheitsvorsorge angewendet werden. Arzneimittel müssen einen langen Prüfprozess durchlaufen, bei dem zunächst festgestellt wird, ob sie überhaupt wirksam sind – oder vielleicht besser wirken als bereits auf dem Markt befindliche Präparate – und welche Nebenwirkungen häufig oder selten auftreten. Bei Nahrungsergänzungsmitteln, wie zum Beispiel Vitaminen, verhält es sich etwas anders. Die Regularien sind hier deutlich weniger streng.

Bekannt ist, dass Medikamente, die eine erwünschte Wirkung zeigen, auch unerwünschte Wirkungen, also Nebenwirkungen, haben. Die meisten Medikamente werden jedoch gut vertragen und es kommt nur selten beziehungsweise nur zu minimalen unerwünschten Wirkungen. Gute Beispiele hierfür sind Aspirin oder Ibuprofen. Hier überwiegt der Nutzen sehr deutlich das Risiko, denn auch diese beiden Medikamente haben Nebenwirkungen, wie zum Beispiel bei längerfristigem Gebrauch eine Schädigung der Nieren.

Zielgerichtete Strategien gegen unerwünschte Wirkungen

Bei manchen Medikamentengruppen verhält es sich jedoch schwieriger und es kommt häufiger zu unerwünschten Wirkungen. Eine dieser häufigen Nebenwirkungen ist die ungewollte Gewichtszunahme. Manche Betroffene berichten von »akzeptablen« drei bis fünf Kilogramm, andere nehmen unter bestimmten Medikamenten bis zu erschreckenden 25 Kilogramm und mehr zu. Oftmals geschieht dies über einen ziemlich kurzen Zeitraum und man kann dem Zeiger auf der Waage beinahe zusehen, wie er nach rechts wandert.

Das soll Ihnen nicht widerfahren. In diesem Ratgeber wollen wir Sie aufklären, Ihnen die Hintergründe

Viele Medikamente, die wichtig für die psychische Stabilität sein können, führen bei vielen zur Gewichtszunahme.

schildern und detailliert berichten, warum das so ist. Und wir werden Ihnen Strategien aufzeigen, wie Sie die Gewichtszunahme verhindern oder zumindest im akzeptablen Bereich halten können. Dazu kommen Strategien, wie bereits zugenommenes Gewicht wieder reduziert werden kann. Eine schlechte Nachricht ist, dass ein Absetzen der Dickmacher-Medikamente nicht automatisch zu einer Gewichtsabnahme führt, sondern die überflüssigen Pfunde hartnäckig auf den Hüften und dem Bauch bleiben. Die gute Nachricht: Es gibt viele Möglichkeiten, zu verhindern, dass es so weit kommt, und praktikable Strategien, einer Gewichtszunahme entgegenzuwirken. Das alles werden Sie in den folgenden Kapiteln sehen.

Psychopharmaka

An erster Stelle der Medikamente, die zu einer deutlichen Gewichtszunahme führen, stehen Psychopharmaka. »Psychopharmaka« ist der Überbegriff für Neuroleptika, Antidepressiva und Phasenprophylaktika aus der Gruppe der Antiepileptika.

Neuroleptika haben eine dämpfende und Realitätsverlust bekämpfende Wirkung. Antidepressiva haben ihren Einsatzbereich bei Depressionen, aber auch bei Zwangsstörungen, Angststörungen, Schmerzstörungen und Schlafstörungen. Phasenprophylaktika kommen zur Stimmungsstabilisierung zum Einsatz, vor allem bei bipolaren Störungen, bei denen man abwechselnd traurig oder übermäßig fröhlich gestimmt ist. Viele Psychopharmaka werden gut vertragen und haben nur selten Nebenwirkungen. Das Risiko-Nutzen-Profil ist folglich als sehr gut anzusehen.

Nicht alle Medikamente aus den Untergruppen der Psychopharmaka führen zwangsläufig zu einer Gewichtszunahme. Aber es gibt nur wenige Alternativen, sollte es zu unerwünschten Wirkungen kommen. Ein paar stark verdächtige Dickmacher, die leider sehr oft verschrieben werden, weil Studien eben einen guten bis sehr guten Effekt bei den verschiedenen psychiatrischen Erkrankungen gezeigt haben, können klar benannt werden.

Einen Überblick gibt die nachfolgende Tabelle. Alle diese Medikamente werden im klinischen Gebrauch sehr häufig verschrieben, da es gute Erfahrungswerte gibt und wissenschaftliche Evidenz zu ihrer guten Wirksamkeit vorhanden ist.

Übersicht der verschiedenen Medikamentengruppen

Medikamentengruppe	Geringe Gewichtszunahme	Nachgewiesene Gewichtszunahme	Eher Gewicht reduzierend
Neuroleptika	Aripiprazol, Amisulprid, Melperon, Paliperidon, Pipamperon, Ziprasidon	Olanzapin, Clozapin, Quetiapin, Risperidon, Zuclopenthixol, Fluphenazin, Chlopromazin	
Stimmungsstabilisierer/ Antiepileptika	Lamotrigin	Lithium, Carbamazepin, Gabapentin, Valproat, Pregabalin	Topiramat
Antidepressiva	Sertralin, Escitalopram, Duloxetin, Venlafaxin	Amitriptylin, Doxepin, Mirtazapin, Trimipramin, Maprotilin, Clomipramin, Nortriptylin, Citalopram, Paroxetin, Imipramin	Bupropion, Nefazodon, Agomelatin, Fluoxetin

Wenn Ihnen eines dieser Präparate verschrieben wurde, kann es also zu einer Gewichtszunahme kommen – das ist aber nicht zwangsläufig so. Die Frage nach Alternativen lässt sich nicht so einfach beantworten und nur in wenigen Fällen gibt es wirklich gute andere Medikamente. Manche Alternativen sind nicht für die speziellen Erkrankungen zugelassen, und gerade bei den Psychopharmaka gibt es, wie Sie an der vorangegangenen Aufzählung erkennen können, viele Wirkstoffe, die zur Gewichtszunahme führen. Wie gesagt: Diese Wirkstoffe führen nicht bei allen Patient*innen zur Gewichtszunahme, jedoch bei vielen. Sprechen Sie rechtzeitig mit Ihrem behandelnden Arzt oder Ihrer Ärztin, ob es in Ihrem Fall nicht eine Alternative gibt.

Da bei den Psychopharmaka die Gewichtszunahme am auffälligsten ist, werden wir uns hier genauer mit ihnen beschäftigen. Bei den Stimmungsstabilisierern gibt es kaum Arbeiten zur Nebenwirkung Übergewicht, vor allem ist noch nicht verstanden, warum sie dick machen. Die besten Untersuchungen zum Thema Übergewicht existieren für Olanzapin und Clozapin. Ganz allgemein kann man bei vielen Psychopharmaka festhalten, dass sie über ihre sogenannte anticholinerge Wirkung die typische Nebenwirkung der Mundtrockenheit verursachen. Das sehen wir unter anderem als eine Ursache für die vermehrte und damit dick machende Zufuhr von gesüßten Getränken. Viele unserer Patient*innen berichten davon. Unabhängig davon gibt es noch andere Ursachen, auf die wir im Folgenden eingehen.

Antidepressiva

Antidepressiva sind die am häufigsten verschriebene Arzneimittelklasse in der Gruppe der Psychopharmaka. Aus zahlreichen Studien ist bekannt, dass diese Medikamente eine Gewichtszunahme verursachen.

Es gibt inzwischen gute Daten auch zu den längerfristigen Einflüssen dieser Medikamente auf das Körpergewicht. Wissenschaftlich belegt ist, dass normalgewichtige Personen, die mit verschiedenen Antidepressiva behandelt wurden, in etwa 12 Prozent der Fälle nach einem Monat Therapie und in etwa 21 Prozent der Fälle nach drei Monaten Therapie übergewichtig wurden. Patient*innen, die bereits im ersten Monat Gewicht zunehmen, haben ein viel höheres Risiko, auch langfristig noch weiteres Gewicht zuzulegen und schlussendlich ein metabolisches Syndrom zu entwickeln. Schon zu Beginn der Therapie mit Antidepressiva haben Übergewichtige ein noch größeres Risiko, fettleibig zu werden.

Leider ist bei den Antidepressiva die genaue Wirkweise, warum es zur Gewichtszunahme kommt, noch nicht vollständig geklärt. Diskutiert wird zum Beispiel, dass die **SSRIs** (selektive Serotonin-Wiederaufnahmehemmer) wie Citalopram die Kohlenhydrataufnahme gegenüber der Proteinaufnahme verändern. Und Sie wissen inzwischen, dass zu viel Glukose in Fett umgewandelt und eingelagert wird.

Eine andere Theorie vermutet, dass durch die Stimmungsaufhellung ganz einfach der Appetit zurückkehrt. Das mag sicher eine Rolle spielen, fasst unseres Erachtens jedoch zu kurz.

Viele Antidepressiva entfalten ihre Wirkung über den **Histaminrezeptor**. Seine Wirkung wird über das intrazelluläre Enzym Adenosin-Monophosphat-aktivierte Proteinkinase (AMPK), das vor allem im Hypothalamus vorkommt, vermittelt. Es erhöht seine Aktivität, was wiederum zu einer Aktivierung zum Beispiel des Neuropeptids Y führt. Züchtet man Mäuse ohne Histaminrezeptor 1 im Körper (sogenannte Knock-out-Mäuse), nahmen sie unter einer Therapie mit Clozapin nicht an Gewicht zu.

Gewusst wie

Durch Gentechnologie ist es möglich, einzelne Gene in den Chromosomen auszuschalten, auf Englisch: knock out. Kennt man also das Gen für den Histaminrezeptor, kann man es ausschneiden und die Zellen der Maus sind dann nicht mehr in der Lage, diesen Rezeptor herzustellen. So können Wissenschaftler*innen langsam herausfinden, was dieser Rezeptor an Aufgaben im Körper übernimmt und welche Reaktionen er veranlasst. Bis wir allerdings einzelne Rezeptoren im lebenden Menschen ausknocken können, ist es noch ein langer Weg – oder vielleicht doch nicht. Eventuell haben Sie ja schon von der Genschere (CRISPR/Cas) gehört. Die wird in Zukunft wahrscheinlich noch häufiger zum Einsatz kommen.

Des Weiteren werden die **Muskarinrezeptoren** mit einer beeinträchtigten Glukosetoleranz in Zusammenhang gebracht, das heißt, die Blutzuckerwerte sinken nicht ausreichend nach der Nahrungsaufnahme, was auf lange Sicht wieder zu Diabetes führt. Betroffene, die Medikamente einnehmen, die Muskarinrezeptoren hemmen, etwa Amitriptylin, berichten von häufigen Heißhungerattacken, die nicht zu unterdrücken sind.

Wir wissen heute außerdem, dass es **genetische Veranlagungen** gibt, die eine Gewichtszunahme unter Psychopharmaka begünstigen. Vor allem für Neuroleptika ist das besser erforscht als für Antidepressiva. Mehrere Genorte, auch Allele genannt, in unserer Erbinformation sind bereits bekannt.

Bezogen auf die Gewichtszunahme sind hier allen voran die Gene für den Melanocortinrezeptor, den Serotonin-HT2c-Rezeptor, das Leptin, das Neuropeptid Y, aber auch den Cannabinoid-Rezeptor 1 zu erwähnen. Hat man also in den Genen für diese Rezeptoren und Hormone die Information gespeichert, dass zum Beispiel eine Blockierung des Serotonin-HT2c-Rezeptors zur Gewichtszunahme führt, kann dies zurzeit noch nicht positiv beeinflusst werden.

Diese bekannten Genorte könnten in der Zukunft jedoch vielleicht ein Angriffspunkt für andere Wirkstoffe sein, um diese Effekte aufzuheben im Sinne einer personalisierten, individualisierten Medizin.

Bei den Antidepressiva sind vor allem Amitriptylin und Mirtazapin sowie Nortriptylin die **Wirkstoffe**, die gesichert zu einer Gewichtszunahme führen. Bei den anderen Antidepressiva ist die Datenlage nicht so eindeutig, allerdings zeigen klinische Beobachtungen ebenfalls eine Gewichtszunahme bei den sogenannten SSRIs. Diese Medikamente wirken über adrenerge, ebenso histaminerge und cholinerge Rezeptoren im Gehirn oder auch im Fettgewebe und anderen Organen.

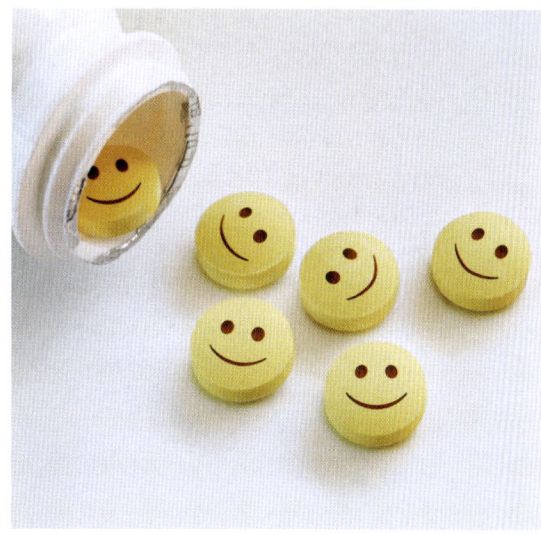

Ist die Zunahme der Behandlung mit Antidepressiva für verbreitetes Übergewicht (mit)verantwortlich?

Wie genau sie das Hungergefühl und das Körpergewicht beeinflussen, ist noch nicht vollständig verstanden. Die Wirkungen auf das Körpergewicht scheinen aber bei den SSRIs nicht so fulminant zu sein wie zum Beispiel beim Amitriptylin.

Die Verschreibungen für Antidepressiva in Deutschland nehmen seit zehn Jahren stetig zu. Man kann vermuten, dass diese Behandlungsstrategie vielleicht auch einen Teil zu der von Ernährungsmediziner*innen berichteten Adipositaskrise in Deutschland beiträgt. Ein Ausbau ambulanter psychotherapeutischer Betreuung würde die Versorgung von Patient*innen mit leichter und mittelgradiger Depression deutlich verbessern und mutmaßlich zu einer Reduktion der medikamentösen Therapie führen. Das wäre für die Übergewichtskrise eine sinnvolle Strategie. Trotz Notwendigkeit erhält nur jeder fünfte bis sechste Betroffene in Deutschland psychotherapeutische Therapien – hier besteht Handlungsbedarf. Die Deutsche Gesellschaft für Psychosomatische Medizin sieht das ebenfalls kritisch. Wenn die Folgeerkrankungen der medikamentösen antidepressiven Therapien bedacht werden, wäre ein Ausbau der sogenannten sprechenden Medizin durchaus empfehlenswert.

Gibt es Alternativen?

Studien belegen, dass es auch andere Antidepressiva gibt, die sogar zu einem Gewichtsverlust führen können. Zu diesen Antidepressiva zählen Bupropion, Fluvoxamin und Nefazodon. Für Sie wichtig ist, dass auch unter einer Therapie mit diesen Medikamenten unabdingbar ist, regelmäßig das Gewicht zu kontrollieren, vor allem in der Anfangsphase. Zudem sollten Sie bei diesen Präparaten regelmäßig die Blutfette, den Nüchternblutzucker und auch Ihren Blutdruck ärztlich kontrollieren lassen, um Stoffwechselstörungen oder Kreislauferkrankungen zeitnah zu erkennen und entsprechende Maßnahmen einzuleiten.

Antipsychotika (Neuroleptika)

In diesem Abschnitt beschäftigen wir uns nun mit der Gruppe der Antipsychotika, die bei Erkrankungen wie Schizophrenie, sehr schwerer Depression und bipolaren Erkrankungen eingesetzt werden. Zuvor wurden die häufigsten Antipsychotika schon genannt, wissenswert ist aber, dass im Grunde genommen fast alle zu einer Gewichtszunahme führen können, und das meist schon in den ersten Wochen der Einnahme. Deswegen ist es bei Einnahme von Antipsychotika wichtig, zu Beginn einer Therapie Gewicht, Nüchternblutzucker, Blutfette und Blutdruck regelmäßig zu kontrollieren. Denn Adipositas/Fettsucht kommt bei diesen Patient*innen etwa zwei- bis dreimal häufger vor als in der Allgemeinbevölkerung.

Bei Patient*innen mit einer Schizophrenie treten zeitgleich mit einer Verbesserung der Symptomatik gehäuft Nebenwirkungen auf. Vermutet wird, dass verschiedenste Rezeptorsysteme wie das muskarinerge, das histaminerge, das serotinerge, das adrenerge das dopaminerge System aktiviert werden, was die Symptome verbessert – aber eben auch die Nebenwirkung Gewichtszunahme reguliert. Allen voran steht bei den Antipsychotika das histaminerge System mit den Histaminrezeptoren. Bei Olanzapin und Clozapin ist das bisher am besten erforscht.

Rezeptoren, die eine Rolle spielen sind:

- Histamin-H1-Rezeptor,
- Serotoninrezeptoren 5-HT2a und 2c,
- Dopaminrezeptoren D2 und D3,
- Muskarinrezeptoren.

Dabei hat der Histaminrezeptor laut den derzeitig vorliegenden Untersuchungen einen großen Anteil, wie zuvor beschrieben (siehe die Seiten 95 und 96).

Je höher die Bindungskapazität der verschiedenen Medikamente an die Histaminrezeptoren ist, desto höher ist die Gewichtszunahme. Das gilt für Antipsychotika gleichermaßen wie für Antidepressiva.

Vor allem junge, anfangs normalgewichtige Patient*innen nehmen unter einer Therapie mit dem Antipsychotikum Olanzapin viel Gewicht zu, wohingegen diejenigen, die schon übergewichtig sind, bei diesem Präparat nicht wesentlich an Gewicht zulegen. Antipsychotika werden in zwei Generationen unterschieden, je nachdem, wann sie auf den Markt kamen. Die Wirkungen sind zwar ähnlich, jedoch unterscheiden sie sich deutlich im Nebenwirkungsprofil. Ältere Antipsychotika der ersten Generation wie Haloperidol oder Perphenazin lösen zwar die Gewichtszunahme seltener aus, können aber als Nebenwirkung bleibende Bewegungsstörungen verursachen; deshalb werden sie in der Langzeittherapie heute seltener verwendet. Bei den Antipsychotika Clozapin und Olanzapin tritt die Nebenwirkung Übergewicht am häufigsten auf. Andere Antipsychotika wie Aripiprazol, Brexpiprazol, Cariprazin, Lurasidon und Ziprasidon sind weniger damit behaftet. Clozapin erhöht zudem das Risiko, an Diabetes zu erkranken, um das Vierfache. Das liegt unter anderem daran, dass unabhängig davon, ob Körpergewicht zugelegt wird, Antipsychotika der zweiten Generation den Blutzuckerstoffwechsel negativ beeinflussen können. Diese Präparate beeinflussen die Produktion von Insulin in der Bauchspeicheldrüse, was wiederum zur Insulinresistenz führen kann.

Neuroleptika führen des Weiteren zu einem Anstieg des appetitanregenden Hormons Ghrelin, dies scheint aber eher eine untergeordnete Rolle zu spielen. Wie die Effekte auf das sättigende Leptin ausfallen, ist noch nicht abschließend geklärt.

Auch andere Risikofaktoren für Übergewicht sollten nicht vernachlässigt werden, denn psychiatrische Patient*innen zeigen oft eine ungesunde Ernährungsweise und bewegen sich viel zu wenig. Das liegt natürlich auf der Hand, denn in einer Depression denkt man nicht unbedingt, dass Ballaststoffe zu einer gesunden Ernährung gehören, da ist man oft froh, wenn man überhaupt irgendetwas isst, und dann ist der Griff zur Schokolade oder zu schnell zubereiteten Fertiggerichten naheliegend. Ebenso ist man in der Psychose in erster Linie mit ganz anderen Dingen beschäftigt. Ein Spaziergang oder vielleicht ein Besuch im Sportverein oder Fitnessstudio haben keine hohe Priorität. Nichtsdestotrotz versuchen wir, unsere Patient*innen schon früh zu Beginn ihrer Erkrankung darauf aufmerksam zu machen, dass ein gesunder Lebensstil mit gesunder, ausgewogener Ernährung und ausreichend Bewegung ihre psychiatrische Erkrankung positiv beeinflusst. Das ist in großen Studien bereits ausreichend belegt worden.

Heißhungerattacken

Den genauen Effekt, welchen Anteil die Medikamente an der Gewichtszunahme haben, ist schwierig zu bestimmen, da es bei psychischen Erkrankungen auch zu Änderungen des Appetits, des Antriebs und der körperlichen Aktivität kommt. Viele von Depression Betroffene berichten schon vor einer medikamentösen Therapie von Heißhungerattacken auf Kohlenhydrate. Wenn die Therapie beginnt, berichten viele von einer Verschlimmerung, die zu sogenannten Fressattacken führt. Während wir den normalen Hunger gut aushalten und auch teilweise widerstehen können, verhält es sich bei Heißhungerattacken völlig anders. Der Körper signalisiert uns, dass wir jetzt sofort Nahrung zu uns nehmen müssen. Meist ist dies mit einer Lust auf ganz bestimmte Nahrungsmittel verbunden. Manche Patient*innen müssen dann dringend etwas Fetthaltiges und Süßes zu sich nehmen oder haben unbändige Lust auf zuckerhaltige Limonaden. Auch Menschen, die keine Medikamente einnehmen, werden dieses Gefühl kennen. Woher es kommt, ist noch nicht vollständig verstanden, es gibt bisher nur mehrere Theorien dazu.

Man geht davon aus, dass diese Heißhungerattacken mit dem Zuckerspiegel im Körper zusammenhängen, da wir zum Beispiel wissen, dass Menschen mit einem Typ-1-Diabetes, die kein Insulin produzieren, sehr oft bis zur Entdeckung ihrer Erkrankung Heißhunger verspüren. Erstens fehlt durch das fehlende Insulin der Zuckertransport von den Blutgefäßen in die Zielorgane – diese Menschen können essen und essen, werden jedoch nicht dick –, zweitens gilt Insulin ja als eines der Sättigungshormone. Wenn es im Körper nicht vorhanden ist, hat man folglich Hunger.

Eine andere Theorie geht von einer Fehlfunktion des Hypothalamus aus, einer Hirnregion, die stark am Hunger-Sättigungs-Gefühl beteiligt ist. Es gibt etwa das sogenannte Dornröschen-Syndrom (das Kleine-Levin-Syndrom), das selten nach viralen Infekten auftritt und zu einer Hypersomnie, also vermehrtem Schlaf, und Heißhungerattacken führt. Hier konnten bei einigen Betroffenen Veränderungen im Hypothalamus nachgewiesen werden.

Depression, Übergewicht und Diabetes Typ 2

Zwischen Depression und Diabetes Typ 2 gibt es einen Zusammenhang unabhängig von eingenommenen Medikamenten. Patient*innen mit Diabetes haben ein höheres Risiko, an einer Depression zu erkranken, und Diabetes an sich hat das Potenzial, Übergewicht zu fördern. Übergewicht kann aber auch Diabetes Typ 2 auslösen. Bei der Medikation müssen diese Zusammenhänge berücksichtigt werden. Unabhängig vom Körpergewicht verändern vor allem Neuroleptika die Blutfettwerte; bei Antidepressiva sind diese Effekte so nicht nachweisbar. Bei den Blutfetten haben nachgewiesenermaßen Clozapin und Olanzapin wieder das schlechteste Nebenwirkungsprofil; sie erhöhen die Triglyceride und gleichzeitig reduzieren sie das gute HDL-Cholesterin. Aripiprazol und Ziprasidone hingegen beeinflussen die Blutfette kaum. In Deutschland gibt es derzeit keine verbindliche Leitlinie, wie häufig das Gewicht, der Nüchternblutzucker oder die Blutfette bei den Patient*innen unter Psychopharmaka kontrolliert werden sollten. Folglich liegt es auf der Hand, dass man überall verschiedene Vorgehensweisen antrifft. Unsere Empfehlungen gehen dahin, lieber einmal zu oft als einmal zu wenig zu kontrollieren. Labor- und Gewichtskontrollen sollten vor Beginn, nach Dosissteigerungen und anschließend zu festgesetzten Zeitpunkten (etwa alle vier Wochen) stattfinden. Was beim Therapeutischen Drug Monitoring (TDM), die Spiegelkontrolle zum Beispiel beim Lithium oder die EKG-Kontrolle, fester Bestandteil der Therapie ist, sollte für Stoffwechselgrößen wie dem Nüchternblutzucker, die Blutfettwerte und weitere ebenso gelten. Sprechen Sie Ihren behandelnden Arzt oder Ihre Ärztin darauf an!

Beim vererbten und von Geburt an bestehenden Prader-Willi-Syndrom, das mit starkem Übergewicht, Heißhunger und verminderter Intelligenz einhergeht, ist ebenso der Hypothalamus betroffen, und es werden außerdem erhöhte Ghrelinspiegel im Blut gefunden. Vermutet wird eine Abnormität in Chromosom 15.

Des Weiteren besteht ein starker Zusammenhang mit Angsterkrankungen, Stress, Depression, Schilddrüsenerkrankungen oder psychischen Essstörungen und Heißhungerattacken. Bei diesen Erkrankungen geht man von einer Störung

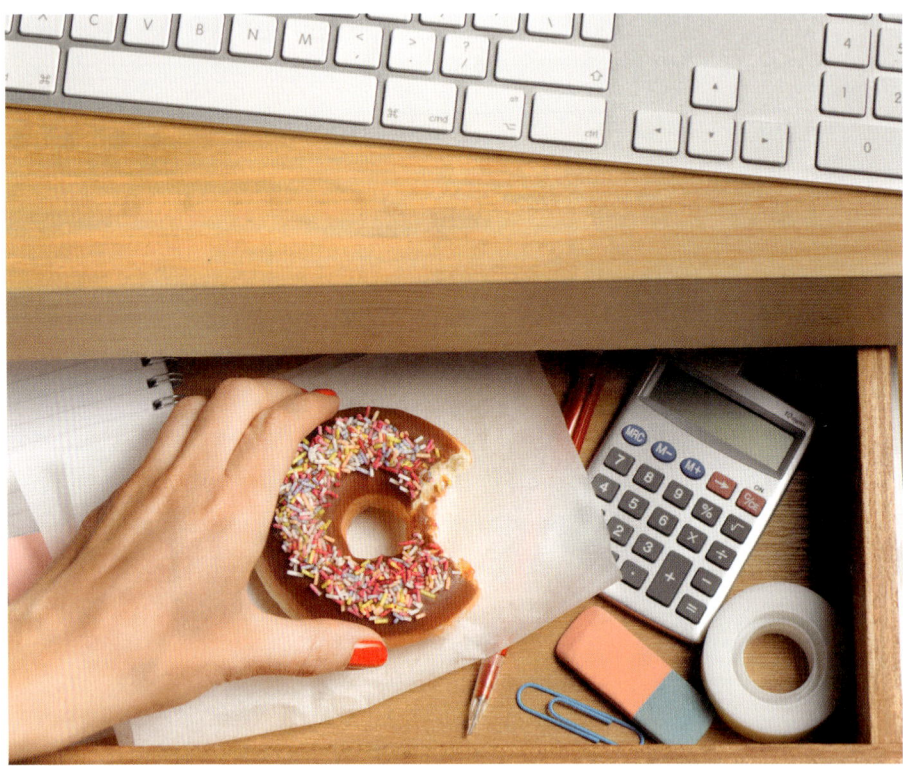

Es gibt einige erworbene oder angeborene Erkrankungen, die mit Heißhungerattacken einhergehen. Der Hypothalamus scheint dabei eine große Rolle zu spielen.

der hormonellen Signalübertragungen aus, welche genau, ist noch nicht abschließend geklärt. Zudem scheint die vermehrte Kortisonbildung des Körpers unter Stress eine große Rolle zu spielen. Genau wissen wir es leider einfach noch nicht!

Niedrige Adiponektinspiegel durch Neuroleptika

Zu guter Letzt möchten wir auch noch das Adiponektin erwähnen. Dabei handelt es sich um ein Hormon, das wie das Leptin im Fettgewebe produziert wird. Es spielt eine Rolle beim Hungergefühl und erhöht die Empfindlichkeit der Zellen gegenüber Insulin. Dicke Menschen haben niedrige Adiponektinspiegel. Es scheint ein Wechselverhältnis zwischen niedrigen Adiponektinspiegeln, vermehrter Gefäßverkalkung und erhöhter Entzündungsreaktion zu geben. Vor allem Neuroleptika scheinen die Adiponektinspiegel zu senken, was die Entwicklung von Diabetes fördern kann.

Die schnellste Gewichtszunahme erfolgt meist – wie bereits erwähnt – in den ersten Wochen der Medikamenteneinnahme, allerdings kann die Gewichtszunahme auch in den folgenden Jahren noch weiter zunehmen. Prädiktoren für eine starke Zunahme vor allem zu Beginn der Therapie sind junges Alter, ein niedriger Anfangs-BMI, ein geringes Ansprechen der antipsychotischen Wirkung der Medikamente, was meist zur zusätzlichen Dosissteigerung führt. Außerdem sind Frauen häufiger betroffen als Männer, wenn sie zum Beispiel Olanzapin einnehmen. Kinder sind noch häufiger von einer Gewichtszunahme unter antipsychotischer Medikation betroffen. Etwa 80 Prozent nehmen zu, was natürlich bei der körperlichen Entwicklung im Kindesalter schwerwiegende Konsequenzen hat. Inzwischen wissen wir jedoch, dass es auch Alternativen gibt, es muss nicht immer Olanzapin, Clozapin oder Quetiapin sein.

Neuroleptika fördern Diabetes

Zusammenfassend lässt sich festhalten, dass Antipsychotika eine diabetogene Wirkung entfalten, das bedeutet, diese Wirkstoffe können eine Diabeteserkrankung auslösen. Interessanterweise ist dies unabhängig vom zugelegten Körpergewicht. Aus Tierversuchen wissen wir weiterhin, dass Risperidon auch Auswirkungen auf das Mikrobiom hat und zusätzlich den Grundumsatz erniedrigt sowie die Blutfette und den Nüchternblutzucker erhöht. Antipsychotika beeinflussen den Stoffwechsel also auf mehreren Ebenen und führen nicht nur zu einer Körpergewichtszunahme, sondern haben auch negative Effekte auf Stoffwechselprozesse, schon bevor das Übergewicht oder gar die Fettleibigkeit entstanden ist – was in letzter Konsequenz wiederum zu Übergewicht führt.

Insulin und orale Antidiabetika (OAD)

Nun kommen wir zu Medikamenten, die bei zuckerkranken Menschen eingesetzt werden. Das heißt, bei diesen Menschen sind die Blutzuckerspiegel ständig viel zu hoch. Man möchte eigentlich davon ausgehen, dass Medikamente, die den Blutzucker senken (sogenannte Antidiabetika), auch das Gewicht reduzieren. Das trifft leider nicht auf alle zu, wie Sie gleich erfahren werden.

Insulin und Diabetes

Insulin ist ein körpereigenes Hormon, das in der Bauchspeicheldrüse gebildet wird und für die Blutzuckerregulation in unserem Körper zuständig ist. Nehmen wir Nahrung auf, wird Insulin produziert und freigesetzt, um den Blutzucker zu senken. Je mehr Nahrung wir aufnehmen, desto mehr Insulin wird ausgeschüttet. Dabei sorgt Insulin für den Abtransport von Zucker aus dem Blut in Muskelzellen und Fettzellen, damit diese ausreichend Energie haben, um ihre Funktionen zu erfüllen. Des Weiteren fördert Insulin den Umbau von Zucker in Speicherstärke, Körperfett und Muskelgewebe (anabole, aufbauende Wirkung) und reduziert den Abbau von Speicherstärke, Körperfett (!) und Muskelmasse (Proteine/Eiweiß).

Menschen, die zu wenig Insulin produzieren, werden als Diabetiker*innen bezeichnet. Dabei kann die Ursache eine Antikörper-getriggerte Autoimmun-Entzündung der Bauchspeicheldrüse sein (Typ-1-Diabetes), oder die Bauchspeicheldrüse ist wie beim Diabetes Typ 3 durch Virusinfektionen, Medikamentennebenwirkungen, Alkoholmissbrauch oder andere Einwirkungen geschädigt. Bei diesen beiden Diabetesformen wird kein Insulin gebildet.

Die häufigere Form, der Typ-2-Diabetes, tritt zumeist bei übergewichtigen Menschen auf. Bei ihnen liegt kein absoluter, sondern ein relativer Insulinmangel vor, es wird also nicht mehr genug Insulin für die vorhandene Körpermasse produziert. Zusätzlich findet sich bei diesen Patient*innen eine Insulinresistenz. Das bedeutet, dass der Körper für das vermehrte Körpergewebe nicht mehr genug Insulin herstellen kann und dass die Wirkung des noch gebildeten Insulins auf Zellebene reduziert ist. Die Körperzellen sind demnach nicht mehr ausreichend sensibel gegenüber dem Hormon Insulin. Das hat einen negativen Einfluss auf die wichtigen Eigenschaften des Insulins.

Gewusst wie

Die drei Wirkungen des Insulins:
1. Insulin senkt den Blutzucker.
2. Insulin verhindert die Fettverbrennung.
3. Insulin blockiert die Glukoseproduktion in der Leber.

Menschen, die nun aufgrund ihres Diabetes auf eine Therapie mit Insulin angewiesen sind, haben das Risiko, durch die anabole Wirkung des Insulins zusätzlich Speicherstärke und Fettgewebe zu bilden. Dadurch geraten sie in einen Teufelskreis: Sie werden immer fülliger und brauchen aufgrund der sich weiter verschlimmernden Insulinresistenz immer mehr, nun von außen zugeführtes Insulin. Ernährungsmediziner und Diabetologen sprechen dann von einer Insulinmast. Dieser Kreislauf kann nur durch eine exakte Anpassung der Ernährung und konsequente Reduktion der Makronährstoffe (vor allem der Kohlenhydrate, im weitesten Sinne Zucker) sowie deutlich mehr Bewegung durchbrochen werden.

In Zahlen ausgedrückt bedeutet das: Um den Blutzucker zu senken, braucht der Körper bei einer Insulinresistenz eine zehnfach höhere Insulinmenge bis zur Fettverbrennung. Typ-2-Diabetiker*innen haben aber so hohe Mengen Insulin im Blut, nur um ihren Blutzucker zu senken, dass es gar nicht mehr zur Fettverbrennung kommen kann. Ein Abnehmen ist bei Insulinresistenz nur schwerlich möglich.

Unterschiedliche Medikamentenformen

Es gibt in der Diabetestherapie verschiedene Arten von Insulin. Manche Insuline sind kurz wirksam (Insulin aspart oder glulisin), werden direkt zum Essen oder kurz davor gespritzt. Andere Insuline sind intermediär wirksam (NPH-Insulin), entfalten ihre Wirkung über sechs bis acht Stunden und werden bei der intensivierten Insulintherapie eingesetzt. Zu guter Letzt gibt es noch die lang wirksamen Insuline (Insulin glargin, Insulin detemir), die eine 24-Stunden-Wirkung aufweisen und somit einen basalen Schutz vor Blutzuckerspitzen ermöglichen. Alle Insuline verursachen in verschiedenen Ausprägungen eine Gewichtszunahme, dabei kommt es auch auf die Tageszeit an, wann gespritzt wird und welche zusätzlichen Diabetesmedikamente mit dem Insulin kombiniert werden. Insulin detemir scheint von allen Insulinen am wenigsten Gewichtszunahme zu verursachen.

Bei der Verwendung von Insulinen ist es – bezogen auf die Nebenwirkung Übergewicht – weniger bedeutend, ob es sich bei Ihrem Insulin um ein schnell, mittelschnell oder langsam wirkendes Insulin handelt. Die Effekte der verschiedenen Insuline sind sehr ähnlich und unterscheiden sich nur in der Wirkdauer.

Gibt es Alternativen zu einer Insulintherapie? Wenn Sie unter Typ-1-Diabetes leiden, gibt es leider keine Alternativen. Jedoch sind die Typ-1-Diabetiker*innen anfangs seltener übergewichtig oder werden es erst im Verlauf der Zeit. Bedauerlicherweise ist auch bei ihnen inzwischen eine Zunahme der Übergewichtigen zu beobachten. Das liegt neben der inzwischen erfreulicherweise höheren Lebenserwartung auch an der Kombination der vielfältigen metabolischen Prozesse im Körper aufgrund der kalorienreichen europäischen Ernährung.

Gewusst wie

Früher wurde Insulin übrigens bei stark Untergewichtigen eingesetzt, um eine Gewichtszunahme zu erreichen. Aufgrund der schwerwiegenden Nebenwirkungen, vor allem der Unterzuckerung, kam man aber glücklicherweise bald wieder davon ab.

Orale Antidiabetika (OAD): Sulfonylharnstoffe, Glinide, Glitazone

Unter oralen Antidiabetika werden Tabletten verstanden, die in der Diabetesbehandlung eingesetzt werden. In dieser Gruppe finden sich verschiedenste Wirkstoffklassen.

Medikamente aus der Wirkstoffgruppe der **Sulfonylharnstoffe** steigern die Insulinausschüttung. Über die gesteigerte Insulinausschüttung können auch diese Wirkstoffe zu einer Gewichtszunahme führen.

Sulfonylharnstoffe wie Glibenclamid, Tolbutamid, Glimepirid und andere sind eine Arzneimittelgruppe, die bei Typ-2-Diabetes eingesetzt werden kann. Sie wirken vereinfacht gesagt dadurch, dass sie in der Bauchspeicheldrüse eine dauerhaft gesteigerte Ausschüttung von Insulin bewirken. Typ-2-Diabetiker*innen haben noch funktionsfähige Drüsenzellen in der Bauchspeicheldrüse, die Insulin produzieren können, daher kann dieser Weg beschritten werden. Dadurch wird zwar der positive Effekt der Blutzuckersenkung erreicht, als Nebenwirkung der dauerhaften, vermehrten Insulinausschüttung kommt es aber zur Insulinmast und damit zur Nebenwirkung der Gewichtszunahme. Sulfonylharnstoffe sind auch aus diesem Grund nicht mehr Erstlinienmedikamente, werden aber gerne mit anderen Antidiabetika kombiniert.

Eine Studie konnte zeigen, dass es unter einer Therapie mit Sulfonylharnstoffen über einen Zeitraum von sechs Jahren zu einer durchschnittlichen Gewichtszunahme von fünf Kilogramm kommt. Dabei wird aber auch diskutiert, ob die Gewichtszunahme – wie bei allen Antidiabetika – damit zusammenhängen könnte, dass die Betroffenen Angst vor Unterzucker haben und daher mehr »Snacking« und »Verteidigungsessen« betreiben.

Die Arzneimittel aus der Gruppe der **Glinide** (Nateglinid und Repaglinid) sind den Sulfonylharnstoffen sehr ähnlich. Sie werden heutzutage aber nur noch bei Patient*innen mit eingeschränkter Nierenfunktion eingesetzt, da sie sehr teuer sind und die gesetzlichen Krankenkassen daher preiswertere Alternativen erstatten. Auch die Glinide führen zu einer verstärkten Insulinausschüttung mit der Konsequenz einer stetigen Gewichtszunahme.

Weitere gewichtsbeeinflussende Medikamente in der Diabetesbehandlung sind die **Glitazone**. In Deutschland ist nur noch Pioglitazon zugelassen. Die Glitazone wirken direkt an den Endorganen wie Muskel und Leber. Dort führen sie zu einer vermehrten Aufnahme von Zucker in das Gewebe und senken dadurch den Blutzucker. Das hat zur Folge, dass es als Nebenwirkung zu einer Gewichtszunahme kommt, da die Energiespeicher aufgefüllt werden. Eine Studie wies unter Glitazonbehandlung eine Gewichtszunahme von durchschnittlich 5,3 Kilogramm nach 30 Monaten nach. Weiterhin wird vermutet, dass Glitazone den für ihre Wirkung wichtigen Rezeptor (PPAR-γ) auch im Gehirn aktivieren, was zumindest in Tierversuchen zu einer Zunahme der Nahrungsaufnahme führte. Beim Menschen konnte zudem nachgewiesen werden, dass unter der Therapie mit Glitazonen mehr neue Fettzellen gebildet sowie zusätzliche Fettspeicher angelegt wurden. Diese Vielzahl an gewichtssteigernden Mechanismen ist vermutlich Ursache dafür, dass die Gewichtszunahme bei Glitazonen sehr ausgeprägt ist.

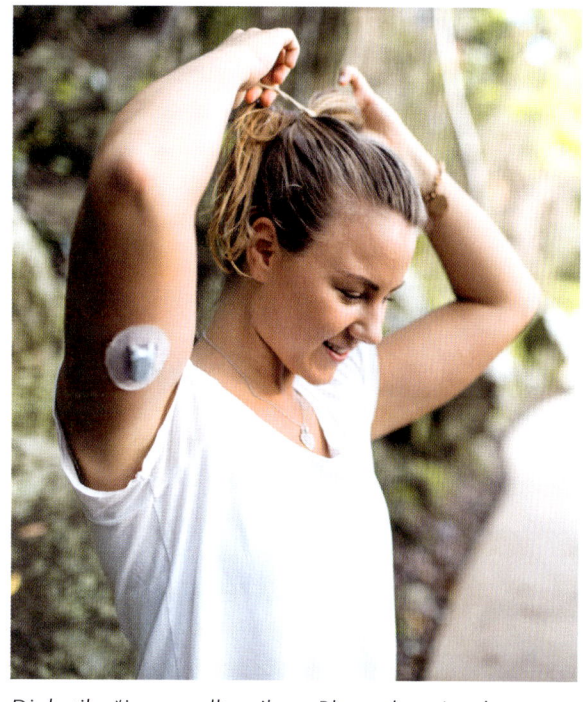

*Diabetiker*innen sollten ihren Blutzuckerspiegel gut im Blick haben, damit es nicht zu einer unerwünschten Gewichtszunahme kommt.*

Strategien aus der Gewichtsfalle Diabetesmedikamente

Für Typ-2-Diabetiker*innen, die insulinpflichtig sind, gibt es Alternativen. Die ersten Maßnahmen sollten eine aktive Gewichtsreduktion durch vermehrte Bewegung und eine Ernährungsumstellung sein. Das bedeutet nicht, dass Sie durch diese Maßnahmen gesichert auf Insulin verzichten können, jedoch können Sie Ihren persönlichen Insulinbedarf deutlich reduzieren und dadurch der Insulinmast entkommen. Wenn die Körpermasse abnimmt, kann es dazu kommen, dass die von Ihrem Körper produzierte und ausgeschüttete Insulinmenge wieder ausreichend ist und auch Ihre Körperzellen wieder sensibler gegenüber dem Insulin sind, die Insulinresistenz also abnimmt.

Inzwischen gibt es auch modernere Medikamente wie GLP-1-Agonisten und SGLT-2-Hemmer, die mit Insulin kombiniert werden können und oft auch schon vor Beginn einer Insulintherapie verordnet werden. Diese Medikamente kommen aber nur bei Menschen mit Typ-2-Diabetes zum Einsatz. Für Typ-1-Diabetiker sind sie nicht geeignet. GLP-1-Agonisten und SGLT-2-Hemmer führen durchschnittlich zu einer Gewichtsreduktion von drei Kilogramm, in Einzelfällen aber auch von deutlich mehr.

Gewusst wie

Selbst wenn manche dieser Medikamente bei Ihnen als Alternative zum Insulin oder dick machenden OADs infrage kommen, sollten Sie den Ratgeber noch zu Ende lesen, da wir Ihnen noch zahlreiche Strategien aufzeigen werden, mit denen Sie Ihr Gewicht auch auf andere Weise halten oder reduzieren können.

Erwähnenswert ist auch noch das gute alte Medikament Metformin, das zur Gruppe der Biguanide gehört. Metformin ist zurzeit die erste Wahl bei Typ-2-Diabetes. Die Wirkungen von Metformin umfassen auch eine Reduktion der Insulinresistenz und eine Begünstigung der Aufnahme von Zucker in Muskelzellen. Bekannt ist, dass Metformin zu einer Gewichtsreduktion führen kann.

Wirkstoffe vom Typ der Alpha-Glukosidaseinhibitoren wie Acarbose und Miglitol sind ältere Antidiabetika, die allerdings einen sehr raffinierten Wirkmechanismus haben. Sie hemmen schon im Darm die Aufnahme von Kohlenhydraten, sodass der Zucker gar nicht im Blut ankommt. Leider ist die Wirkungskraft dieser Arzneimittelgruppe begrenzt und die Therapie muss bei den meisten Patient*innen mit anderen Präparaten kombiniert werden. Außerdem sind Alpha-Glukosidaseinhibitoren bei vielen Betroffenen nicht beliebt, da sie zu starker Flatulenz führen können. Eine große Metaanalyse konnte aber bei Patient*innen, die mit diesen Wirkstoffen behandelt wurden, eine deutliche Gewichtsreduktion feststellen.

Glukokortikoide

Kortisol und Kortison sind die bekanntesten Vertreter der Glukokortikoide. Dabei handelt es sich wie beim Insulin um körpereigene Hormone, die in der Nebennierenrinde gebildet werden. Glukokortikoide haben viele positive Effekte und sie werden auch als wirksame Medikamente bei verschiedensten Erkrankungen eingesetzt, etwa bei rheumatischen Erkrankungen, nach einer Organtransplantation, bei diversen Hauterkrankungen wie Neurodermitis, bei Nervenerkrankungen wie Multiple Sklerose oder auch in Kombination mit verschiedenen Chemotherapien. Nicht zu vergessen die Nebenniereninsuffizienz (Morbus Addison), bei der der Körper selbst kein Kortisol mehr bilden kann. Auch bei chronisch entzündlichen Darmerkrankungen (Morbus Crohn, Colitis ulcerosa), Autoimmunerkrankungen (Morbus Wegener) und vielen weiteren Erkrankungen werden Kortison-Präparate eingesetzt, da Kortison Entzündungsvorgänge reduziert und das Immunsystem hemmt oder moduliert. Dadurch ist der Wirkstoff auch schmerzlindernd oder sogar schmerzstillend.

In der deutschen Bevölkerung herrscht aber nach wie vor die Meinung, dass Kortison nur negative Wirkungen verursacht und strengstens gemieden werden sollte. Diese Sichtweise liegt an den vielen Nebenwirkungen, von denen die Gewichtszunahme eine der häufigsten ist – eine Nebenwirkung, die sehr rasch auftritt und sehr augenscheinlich ist. Bisher wurde übrigens davon ausgegangen, dass nur als Tabletten angewendete Glukokortikoide die Nebenwirkung Übergewicht haben. Dies konnte durch eine Studie aber widerlegt werden: Auch Glukokortikoide in Asthmasprays, Heuschnupfensprays, Cremes, Salben, Zäpfchen und Schaumpräparationen führen zu einer Gewichtszunahme.

Die Anwendungsdauer ist entscheidend

Alle Glukokortikoide haben eine diabetogene Wirkung. Das bedeutet, sie erhöhen den Blutzucker, indem sie die Zuckerproduktion in der Leber steigern, was wiederum zu einer gesteigerten Bildung von Speicherstärke und Speicherfett führt, also letztendlich dick macht. Zudem kommt es zusätzlich oft zu Wassereinlagerungen, die aber durch entwässernde Medikamente ausgeschwemmt werden können. Wassereinlagerungen sollten daher nicht direkt zum metabolischen Körpergewicht zugerechnet werden, da sie nicht den Körperfettanteil widerspiegeln.

Neben den körpereigenen Glukokortikoiden gibt es verschiedene synthetische Glukokortikoide, die sich in Ihrer Wirkstärke, nicht aber im Wirkmechanismus unterscheiden. Gewicht kann man bei einer Therapie mit allen Glukokortikoiden zulegen. Oftmals ist die Gewichtszunahme im Bereich des Rumpfes betont, dies wird Stammfettsucht genannt; sie ist in gewissen Grenzen reversibel.

Wichtig bleibt zu beachten, dass vor allem die Dauer der Therapie eine große Rolle spielt. Je länger Glukokortikoide eingenommen werden, desto höher ist das Risiko, Gewicht zuzulegen. Da Glukokortikoide auch noch weitere Nebenwirkungen haben – allen voran die Beeinträchtigung der Funktion der Nebenniere –, wird heutzutage ohnehin versucht, die Therapiedauer so kurz wie möglich zu halten.

Echte medikamentöse Alternativen sind bei den Glukokortikoiden nur sehr schwer zu benennen, da sie bei einer sehr inhomogenen Gruppe von Erkrankungen eingesetzt werden. Daher ist der Rat, sie so lange wie nötig und so kurz wie möglich einzusetzen.

Betablocker

Betablocker sind weitverbreitete Medikamente, die vor allem bei zu hohem Blutdruck, bei Herzschwäche und bei einer Verengung der Herzkranzgefäße zum Einsatz kommen. Andere Erkrankungen, bei denen sie eingesetzt werden, sind Migräne, Pfortaderhochdruck in der Leber, essenzieller Tremor (Zittern), Angststörung oder Schilddrüsenüberfunktion, um nur einige zu benennen. Zu den Betablockern gehören heute zum Beispiel Atenolol, Bisoprolol, Metoprolol und Nebivolol.

Ein interessanter Aspekt ist, dass Betablocker im Sport als Dopingmittel eingesetzt werden. Ob den Sportlern auch bewusst ist, dass sie dadurch an Gewicht zulegen?

Betablocker wirken im vegetativen Nervensystem, das ist der Teil des Nervensystems, der nicht willentlich beeinflusst werden kann. Sie führen zu einer Reduktion der sogenannten Kampf-oder-Flucht-Reaktion, die bei tatsächlicher oder gefühlter Gefahrensituation im Körper stattfindet und eine Leistungssteigerung ermöglicht. Diesen Anteil des vegetativen Nervensystems nennt man Sympathikus. Dort wirken Betablocker als sogenannte Sympatholytika, das heißt, sie führen zu einer Beruhigung des Körpers: Der Herzschlag wird verlangsamt, der Blutdruck gesenkt, dadurch der Sauerstoffverbrauch reduziert, man muss nicht mehr so schnell atmen und wird insgesamt ruhiger. Betablocker imitieren somit in gewisser Weise den Anteil des vegetativen Nervensystems, der für Ruhephasen zuständig ist, den Parasympathikus. Damit erklärt sich auch schon die unerwünschte Wirkung der Betablocker: Sie führen, vereinfacht gesagt, durch ihre Imitation der Aktivität des Parasympathikus zu einer Gewichtszunahme.

Untersuchungen belegen, dass Betablocker zu einer Reduktion der Thermogenese (Wärmeentwicklung) nach der Nahrungsaufnahme führen. Außerdem bewirken sie eine Reduktion des Grundumsatzes, da sich die Patient*innen müder fühlen und auf die sogenannten nicht zielgerichteten Bewegungen, etwa einen Dauerlauf, eher verzichten. Bei Patient*innen mit einem Diabetes verschlimmern Betablocker zusätzlich die metabolische Situation, da sie den Blutzuckerspiegel erhöhen.

Strategien aus der Betablockerfalle

Nicht bei allen Betablockern tritt eine Gewichtszunahme auf, da manche zusätzlich zu den hemmenden Wirkungen den Sympathikus (aktivitätssteigernder Teil des Nervensystems) fördernde Wirkungen besitzen. Gut bekannt ist die Gewichtszunahme bei den Betablockern Metoprolol und Bisoprolol. Carvedilol hat keine so ausgeprägte Gewichtszunahme. Sollten Sie Betablocker aufgrund eines zu hohen Blutdrucks einnehmen, gibt es zahlreiche gewichtsneutrale Alternativen. Kalziumkanalblocker oder ACE-Hemmer sind solche Optionen. Erwähnenswert ist in diesem Zusammenhang, dass Menschen, die ohnehin schon unter Übergewicht leiden, zur Blutdruckkontrolle eher keinen Betablocker einnehmen sollten. Denn mit zunehmendem Körpergewicht verschlimmert sich der Blutdruck, er steigt. Ebenso steigt das Risiko, ein metabolisches Syndrom zu entwickeln.

Auch bei den erwähnten anderen Erkrankungen, bei denen Betablocker zum Einsatz kommen, ist es möglich, geeignete Alternativen zu finden. In der Migräneprophylaxe sind seit 2019 Antikörpertherapien zugelassen. Bei Angststörungen gibt es kurzfristig die Möglichkeit, Benzodiazepine einzunehmen und vor allem eine Psychotherapie zu beginnen; die Schilddrüsenüberfunktion wird am besten mit sogenannten Thyreostatika behandelt, Betablocker sollten hier allenfalls kurzfristig zur Symptomkontrolle von Herzrasen eingesetzt werden.

Manchmal lässt sich aber bei genauer Anwendung der Risiko-Nutzen-Abwägung die Einnahme von Betablockern nicht vermeiden. Auch in diesem Fall finden Sie in diesem Ratgeber Unterstützung beim Abnehmen und Gewichthalten.

Östrogen und Gestagen

Östrogen und Gestagen werden zur hormonellen Empfängnisverhütung eingesetzt. Östrogen ist ein körpereigenes Hormon, das hauptsächlich in den Eierstöcken gebildet wird. Gestagen hingegen ist ein synthetisches Hormon, das dem körpereigenen Hormon Progesteron ähnelt, das im Gelbkörper des Eierstocks gebildet wird. Progesteron wird auch Schwangerschaftshormon genannt. Gestagene werden allein oder in Kombination mit Östrogen in der Empfängnisverhütung sowie in der Hormonersatztherapie bei Patientinnen mit Wechseljahresbeschwerden eingesetzt.

Gewusst wie

Manche der synthetischen Gestagene werden für eine Erhöhung des Brustkrebsrisikos verantwortlich gemacht.

Bei der Empfängnisverhütung nutzt man den Effekt, dass beide Hormone die Gebärmutterschleimhaut ähnlich wie in der Schwangerschaft verändern. Zudem verhindert Östrogen die Reifung der Eizelle im Eierstock und modifiziert den Gebärmutterschleim so, dass er für Spermien nicht durchdringbar ist und damit die Einnistung auch einer befruchteten Eizelle verhindert wird (Gestagen). Dem Körper der Frau wird sozusagen eine Scheinschwangerschaft vorgegaukelt. Meist sind beide Hormone in den Verhütungspräparaten enthalten. Interessant ist die Tatsache, dass bei Frauen, die ein Kombinationspräparat zur Empfängnisverhütung ein-

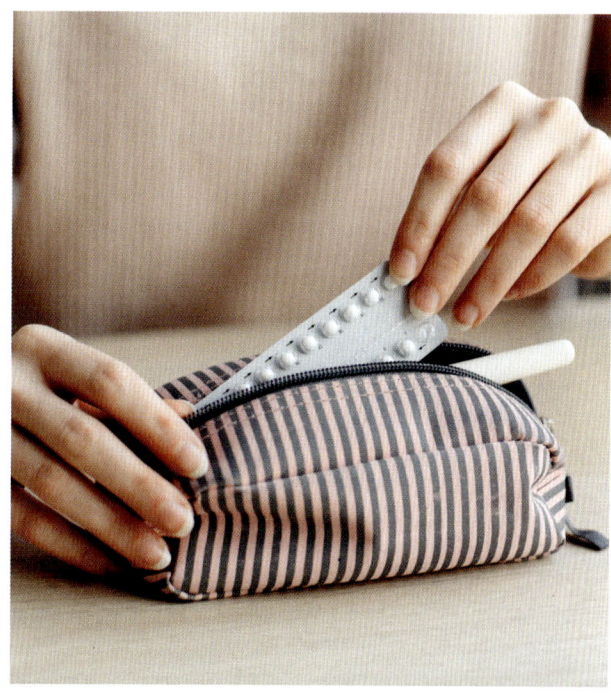

Hormonpräparate zur Empfängnisverhütung haben auch Einfluss auf das Körpergewicht.

setzen, eine geringe Muskelmasse sowie ein erhöhter Fettanteil gegenüber einer Kontrollgruppe festgestellt werden konnte.

Es gibt aber auch Präparate, die nur Gestagen enthalten, etwa die Gestagen-Hormonspritze, die Hormonspirale, das Hormonimplantat oder die Minipille. Unter einer Behandlung mit Gestagen haben die Patientinnen keine Blutungen mehr, da diese Präparate durchgehend wirken oder dauerhaft eingenommen werden müssen. Hochdosiert wird Gestagen auch für die »Notfallkontrazeption« (die Pille danach) eingesetzt.

Die weiblichen Sexualhormone spielen eine Rolle in der Appetitregulation, im Essverhalten und im Stoffwechsel. Östrogene hemmen die Nahrungsaufnahme, wohingegen Progesteron den Appetit in geringem Umfang steigert.

Zu den östrogenbedingten Nebenwirkungen zählen Kopfschmerzen (Migräne), Übelkeit und Erbrechen. Gestagene verursachen Thrombosen, Akne, depressive Verstimmungen, Libidoveränderungen und negative Wirkungen auf die Knochendichte, vor allem bei Jugendlichen. Eine wichtige Nebenwirkung der Gestagene ist die moderate Gewichtszunahme, etwa zwei Kilogramm nach einem Jahr, und eine weitere Gewichtszunahme nach zwei und vier Jahren. Große Metaanalysen zu Gestagen-Präparaten und zu Kombinationspräparaten (Gestagen und Östrogen) belegen diesen gewichtssteigernden Effekt. Aufgrund ungeeigneter Vergleichsgruppen in diesen Studien werden die Aussagen zum Gewicht aber kritisch gesehen. Derzeit geht man davon aus, dass die heute verfügbaren Hormonpräparate nur zu einer milden Gewichtszunahme führen. Bei den Hormonersatztherapien während der Wechseljahre geht man sogar davon aus, dass es hier zu keiner messbaren Gewichtszunahme kommt.

Medikamentöse Alternativen

Medikamentöse Alternativen zu den Gestagenen sind nicht bekannt. Allerdings könnten Sie zur Empfängnisverhütung auf mechanische Lösungen zurückgreifen, zum Beispiel Kondome, die fast den gleichen Schutz bieten. Bei Frauen in den Wechseljahren empfiehlt es sich, genau abzuwägen, ob der Nutzen einer Hormonersatztherapie die Risiken wirklich überwiegt. In der Naturheilkunde gibt es für Wechseljahresbeschwerden verschiedenste Ansätze, die allerdings in nur sehr kleinen Studien getestet wurden. Somit ist die Aussagekraft zu gering und es wird auch keine Aussage über die Sicherheit der naturheilkundlichen Anwendungen getroffen.

HIV-Medikamente/ART

Bisher war es immer eine Vermutung, doch neuere Untersuchungen, die im März 2021 von der Schweizer HIV-Kohortenstudie veröffentlicht wurden, zeigen eine signifikante Zunahme des Körpergewichts während einer antiretroviralen Therapie (ART) mit dem neuen Kombinationsmedikament Tenofovir-Alafenamid. Dieses Medikament kommt nun häufiger zum Einsatz, da die alten ART-Präparate deutliche Nebenwirkungen auf Knochen und Nieren hatten. Wie genau die neuen Medikamente die Gewichtszunahme verursachen, ist noch nicht abschließend geklärt. Alternative Therapien wären demnach ein Rückschritt zu den alten Präparaten, das möchte jedoch niemand, denn die Gewichtsproblematik ist besser zu lösen als zum Beispiel eine Osteoporose oder Niereninsuffizienz.

NAHRUNGSERGÄNZUNGSMITTEL UND LEBENSMITTELZUSATZSTOFFE

Bei unseren Recherchen sind wir auch auf wissenschaftliche Arbeiten gestoßen, die Gewichtszunahme mit Nahrungsergänzungsmitteln in Verbindung gebracht haben.

Die Gruppe der Nahrungsergänzungsmittel umfasst unterschiedlichste Präparate wie Vitamine, Spurenelemente, Proteinshakes, die gerne in Fitnessstudios angeboten werden, sekundäre Pflanzenstoffe, das bei Bodybuildern beliebte Kreatin und viele andere Substanzen. Die Palette an Kombinationspräparaten aus mehreren verschiedenen Substanzen ist schier unüberschaubar. Nahrungsergänzungsmittel müssen im Gegensatz zu Medikamenten nicht den langen Prozess der klinischen Prüfung durchlaufen, daher ist bei den meisten unklar, ob sie denn auch wirklich einen positiven Effekt oder ob sie Nebenwirkungen haben.

Verschiedene Fachgesellschaften und medizinische Dachverbände raten von einer unkritischen Einnahme von Nahrungsergänzungsmitteln ab. Lediglich Menschen, die einen diagnostizierten Mangel an Vitaminen oder Spurenelementen haben, sollten nach ärztlicher Rücksprache derartige Präparate einnehmen. Diese Empfehlung basiert auf zahlreichen Studien, die keinen positiven und keinen lebensverlängernden Effekt durch die Einnahme von Nahrungsergänzungsmitteln zeigen konnten. Unsere Ernährung bietet uns eine ausreichende Versorgung mit allen lebenswichtigen Nährstoffen.

Vitamine und Gewichtszunahme

Warum Nahrungsergänzungsmittel hier erwähnt werden, ist der Aspekt der Gewichtszunahme. Wissenschaftliche Studien konnten bei einzelnen Nahrungsergänzungsmitteln eine ungewollte Gewichtszunahme belegen. Vor allem die Gruppe der B-Vitamine steht hier stark im Verdacht. Bekannt ist, dass Vitamine der B-Gruppe – die Vitamine B_1 (Thiamin), B_2 (Riboflavin), B_3 (Niacin), B_5 (Pantothensäure) und B_6 (Pyridoxin) – dick machen. Das wurde in einer Studie an über 5000 Menschen gezeigt. B-Vitamine finden sich nicht nur in Nahrungsergänzungsmitteln. Viele industrielle Lebensmittel sind heutzutage mit B-Vitaminen angereichert, und das trägt vermutlich zum Gewichtsproblem der Bevölkerung bei. Niacin hat nachgewiesenermaßen einen appetitstimulierenden Effekt, Pyridoxin spielt eine gewichtige Rolle bei der Bildung von Fetten aus Kohlenhydraten. Hieran wird deutlich, dass die Anreicherung von Lebensmitteln mit diesen Vitaminen, aber auch die Einnahme dieser Vitamine in Kapselform negative Spuren am Körpergewicht hinterlassen kann. Unser Rat: Finger weg! Mit einer ausgewogenen Ernährung und den damit zu sich genommenen Vitaminen gibt es übrigens keine Gewichtszunahme.

Zuckeraustauschstoffe und synthetische Süßstoffe

Zuckeraustauschstoffe und synthetische Süßstoffe gehören nicht zu den Nahrungsergänzungsmitteln, sondern zu den Lebensmittelzusatzstoffen. Insgesamt gibt es mindestens 13 zugelassene Zuckerersatzstoffe in Deutschland. Aspartam und Cyclamat beispielsweise werden entweder zum Süßen von Speisen und Getränken verwendet, aber auch Medikamenten und Nahrungsergänzungsmitteln zugesetzt. Entgegen der landläufigen Meinung, dass die Zuckerersatzstoffe eine Gewichtsreduktion begünstigen, führen diese zu einer Gewichtszunahme. Die Gewichtsreduktion durch Zuckerersatzstoffe ist ein hartnäckiger Mythos, die Gewichtszunahme wissenschaftlich belegt. Dieser gewichtssteigernde Effekt besteht vor allem bei den synthetischen Zuckerersatzstoffen, aber deutlich weniger beim natürlichen Zuckerersatz Stevia (E 960). Am wenigsten ausgeprägt ist die Gewichtszunahme beim synthetischen Süßstoff Sucralose (E 955). Dieser Süßstoff ist in Supermärkten aber nur selten erhältlich.

Das Sättigungsgefühl bleibt aus

Der Mechanismus, über den die Zuckerersatzstoffe eine Gewichtszunahme bewirken, ist der fehlende Effekt auf das Hungergefühl. Es entsteht also keine Sättigung und letztendlich führt das zur Erhöhung des Insulinspiegels und weiter zu einer Insulinresistenz mit allen negativen Folgen auf unseren Stoffwechsel und unser Gewicht. Aus diesem Grund und wegen der vielen weiteren Nebenwirkungen von Zuckerersatzstoffen wie Kopfschmerzen, Nierenfunktionsstörungen,

Darmfloraveränderungen und dem ungeklärten Krebsrisiko sollten Sie Zucker-ersatzstoffe meiden.

Ein weiteres Argument, weshalb Sie den Gebrauch von Zuckerersatzstoffen einschränken sollten: Allein der süße Geschmack löst den Wunsch nach weiteren süßen Lebensmitteln aus, steigert also Hunger und Heißhunger und beeinflusst Ihr Ernährungsverhalten. Um diesem Zuckerhunger zu entgehen, reicht es nicht, nur auf echten Zucker zu verzichten, auch Zuckerersatzstoffe, also süßer Geschmack, sollten gemieden werden.

Stevia – natürlich süßen ohne Reue?

Für Menschen, die gerne Süßes essen, gibt es seit 2011 in Deutschland eine natürliche Alternative zum normalen Haushaltszucker. Stevia hat einen sehr süßen (300-mal stärker als normaler Haushaltszucker), allerdings auch einen etwas bitteren, lakritzähnlichen Geschmack. Die Pflanze an sich ist übrigens nicht zum Verzehr zugelassen. Die süßen Wirksubstanzen der Steviolglykoside haben keine Kalorien und beeinflussen den Blutzuckerspiegel kurzfristig nicht.

Die Stiftung Warentest hat Originalprodukte gegenüber Stevia-Produkten getestet und kam zu dem Ergebnis, dass viele Stevia-Produkte zwar Kalorien einsparen, aber nicht jedes, daher lohnt sich der Blick auf die Inhaltsstoffe bei industriell gefertigten Lebensmitteln. Wir empfehlen Stevia nur in Pulverform, das Steviolglykoside enthält und das man bei der selbstständigen Lebensmittelzubereitung eins zu eins statt des normalen Zuckers verwendet. Letztendlich ist es sicher sinnvoll, wenn man abnehmen möchte, die Ernährung von zu viel Zucker auf weniger süß umzustellen. Wer nun aber so gar nicht auf Süßes verzichten möchte, kann Stevia punktuell einsetzen. Einen kompletten Ersatz empfehlen wir nicht.

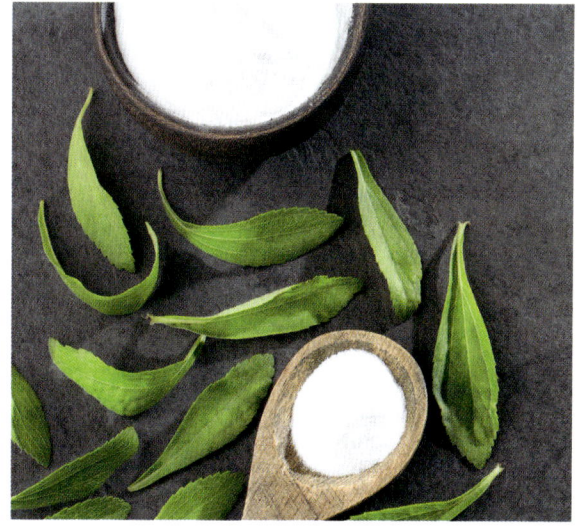

Stevia ist zwar Zucker vorzuziehen; ein Freifahrtschein für ungezügelten Genuss lässt sich jedoch nicht ausstellen.

ERHÖHTES GEWICHT TROTZ ABGESETZTER MEDIKAMENTE

Nach dem Erkennen von iatrogenen Ursachen/Medikamenten als Auslöser einer Gewichtszunahme möchte man meinen, dass das Absetzen der Medikamente auch wieder eine Abnahme des Körpergewichts auf das Ausgangsgewicht zur Folge hat. Dem ist leider nicht so.

Immerhin nehmen die Patient*innen nach dem Absetzen der Übergewicht auslösenden Medikamente nicht weiter zu und auch die negativen Wirkungen in den hormonellen Regelkreisen und an den verschiedenen Rezeptoren verschwinden.

Fett – für unseren Körper Gold wert

Ist es jedoch unter der Therapie einmal zu einer Einlagerung von veresterten Fettsäuren (chemisch gebundene Fettsäuren) in unser weißes Fettgewebe gekommen, gibt unser Körper diese gewonnenen Energiespeicher nicht so schnell wieder her, denn er ist für Hungerphasen und Energiespeicherung optimiert. Das macht jegliche Gewichtsreduktion so unglaublich schwer. Reserven, die wir angelegt haben, möchte unser Körper behalten.

Ein kleines Rechenbeispiel soll das verdeutlichen. Einer normalgewichtigen Person mit insgesamt 15 Kilogramm Fettgewebe stehen theoretisch etwa 140 000 Kalorien zur Energiegewinnung zur Verfügung. Hat diese Person einen normalen Grundumsatz und betreibt jeden Tag nur mäßige Muskelarbeit, dann würden allein die 15 Kilogramm Fettmasse für mindestens zwei Monate reichen. Eine ganz schön lange Zeit und von der Natur perfekt für unsere Vorfahren eingerichtet, die nicht ständig einen vollen Kühlschrank hatten.

Die Reserven angreifen

Sollten Sie versuchen, dem Hüftgold nur mit mehr Bewegung beizukommen, dann wird Ihnen das nur schwer gelingen. Denn unter körperlicher Betätigung baut unser Körper zunächst Glukose als Energielieferant ab, und erst wenn die Glukosevorräte aufgebraucht sind, setzt die Fettverbrennung, die Lipolyse, ein. Dann erst werden die sogenannten Beta-adrenergen Rezeptoren, die zum sympathischen Nervensystem gehören und die Fettverbrennung fördern, aktiv. Die Hormone, die an die Beta-adrenergen Rezeptoren andocken, heißen Noradrenalin und Norepinephrin. Diese Hormone werden ausgeschüttet, wenn unser Körper sich anstrengt oder unter Stress, egal ob positiv oder negativ, gesetzt wird.

Erst wenn ein Großteil der Glukosevorräte und der Glykogenvorräte aus der Leber erschöpft sind, beginnt mithilfe von Sauerstoff die eigentliche Fettverbrennung. Allerdings werden die dann freigesetzten Fettsäuren, sofern sie nicht benötigt werden, umgehend wieder in die Fettzellen aufgenommen und dort erneut fest eingebaut. Unsere Fettspeicher sind als Speicher für längere Zeiträume entwickelt. Das bedeutet, dass die körperliche Betätigung dauerhaft erhöht werden muss, sonst geht es den Fettspeichern kaum ans Eingemachte.

Mehr bewegen – dauerhaft

Oftmals meinen von Übergewicht Betroffene, dass all die Bewegung dann gar keinen Sinn ergeben würde, wenn die Fettverbrennung erst nach einer längeren Zeit einsetzt. Das stimmt in dieser Form aber nicht. Korrekt ist hingegen, dass sich zunächst die schnell zugänglichen Zuckerspeicher der Leber erschöpfen. Nach einer gewissen Zeit, sagen wir 20 Minuten, stehen diese Glykogenspeicher für den Ruheumsatz aber nicht mehr zur Verfügung – und dann wird der Körper die Fettspeicher angehen, um Energie für die lebenserhaltenden Funktionen zu gewinnen. Jede Minute körperliche Aktivität zählt also! Zudem haben Sie ja schon erfahren, dass Sie mit mehr Muskelmasse einen größeren Ruheumsatz haben. Das bedeutet, dass Sie durch die Vergrößerung Ihrer Muskelmasse letztendlich wieder mehr Kalorien zu sich nehmen können, da Ihre Muskeln diese auch verbrauchen werden. Die gesteigerte körperliche Aktivität muss also nur lange genug erfolgen und auch dauerhaft in den Alltag integriert werden.

An der Fettverbrennung sind noch weitere Hormone beteiligt, die wir der Vollständigkeit halber benennen wollen. Diese sind das atriale natriuretrische Peptid (ANP) und das natriuretrische Peptid Typ B (BNP) sowie die Schilddrüsenhormone. Insulin ist der größte Hemmfaktor der Fettverbrennung. Wenn Sie während des Sports also statt zu Wasser zu einem zuckerhaltigen, isotonischen Getränk oder einem süßstoffhaltigen Getränk greifen, wird Insulin ausgeschüttet, das die eigentlich angestrebte Fettverbrennung hemmt.

Den Kalorien-Input drosseln

Aus dem eben Genannten wird klar, dass Abnehmen am besten mit einer Kombination aus mehr Bewegung und Nahrungsreduktion funktioniert. Denn nur dann kommen Sie in einen Stoffwechselbereich, in dem Fettsäuren zu kleineren Bestandteilen abgebaut werden, um schlussendlich wie die Glukose als Energielieferant zu dienen.

Es gibt vereinzelte Betroffene, die nach dem Beenden der iatrogenen Ursachen wie von allein Gewicht zu verlieren scheinen, auf wundersame Weise, ohne groß Diät zu halten. Auf genaues Nachfragen wird dann aber meistens erkennbar, dass sich das Gewicht dadurch reduziert, dass die plötzlichen Heißhungerattacken ausbleiben beziehungsweise durch den gesteigerten Antrieb, nach Beendigung der Erkrankung, endlich wieder mehr körperliche Aktivität in den Alltag integriert werden kann. Mit wundersam hat das alles nichts zu tun.

Lassen Sie sich daher nicht von anderen Patient*innen oder Erfahrungen täuschen und entmutigen. Jeder Mensch ist individuell, und was für jemand anderen zutrifft, muss für einen selbst noch lange nicht gelten.

Das Wichtigste im Überblick

- Folgende Medikamente haben ein hohes Potenzial, Ihr Gewicht negativ zu beeinflussen: Olanzapin, Clozapin, Quetiapin, Risperidon, Zuclopenthixol bei den Antipsychotika (Neuroleptika) und Amitriptylin, Doxepin, Mirtazapin, Trimipramin, Maprotilin, Clomipramin, Nortriptylin, Citalopram, Paroxetin, Fluoxetin sowie Sertralin bei den Antidepressiva. Bei den Stimmungsstabilisierern sind es Lithium, Valproat, Carbamazepin, Gabapentin und Pregabalin.
- Antidepressiva, die das Körpergewicht positiv beeinflussen, sind: Bupropion, Fluvoxamin und Nefazodon.
- Die Verschreibungen für Antidepressiva in Deutschland nehmen seit zehn Jahren stetig zu. Auch der Anteil an Übergewichtigen nimmt stetig zu.
- Wenn die Folgeerkrankungen der medikamentösen antidepressiven Therapien bedacht werden, wäre ein Ausbau der sprechenden Medizin durchaus empfehlenswert.

- Ältere Antipsychotika der ersten Generation wie Haloperidol oder Perphenazin lösen zwar die Gewichtszunahme als Nebenwirkung seltener aus, können aber bleibende Bewegungsstörungen verursachen, weshalb sie in der Langzeittherapie seltener verwendet werden.
- Aripiprazol, Brexpiprazol, Cariprazin, Lurasidon und Ziprasidon wirken weniger negativ auf das Körpergewicht.
- Unter antipsychotischer Therapie ist es wichtig, Gewicht, Nüchternblutzucker, Blutfette und Blutdruck regelmäßig zu kontrollieren.
- Insulin senkt den Blutzucker. Insulin verhindert die Fettverbrennung. Insulin blockiert die Glukoseproduktion in der Leber.
- Der Teufelskreis einer Insulinresistenz kann nur durch eine exakte Anpassung der Ernährung und konsequente Reduktion der Makronährstoffe (vor allem der Kohlenhydrate, im weitesten Sinne Zucker) sowie durch deutlich mehr Bewegung durchbrochen werden.
- Sulfonylharnstoffe und Glinide führen über die vermehrte Insulinausschüttung ebenfalls zur Gewichtszunahme.
- Diabetiker neigen aus Angst vor Unterzuckerung zum sogenannten Snacking.
- Das in Deutschland zugelassene Pioglitazon führt wie alle Glitazone ebenfalls zur Gewichtszunahme durch vermehrte Aufnahme von Glukose ins Gewebe.
- Strategien aus der Gewichtsfalle der Diabetesmedikamente sind Aktivität, Kalorienreduktion durch ausgewogene Ernährung und Verhaltensänderung.
- Alternative Medikamente bei Typ-2 Diabetikern sind Metformin, GLP-1-Agonisten und SGLT-2-Hemmer, die durchschnittlich zu einer Gewichtsreduktion von drei Kilogramm, in Einzelfällen aber auch deutlich mehr führen können. Auch die alten Wirkstoffe Acarbose und Miglitol beeinflussen das Körpergewicht positiv, haben aber oftmals ausgeprägte Flatulenz zur Folge.
- Alle Glukokortikoide haben eine diabetogene Wirkung; sie erhöhen den Blutzucker, indem sie die Zuckerproduktion in der Leber steigern, was wiederum zu einer gesteigerten Bildung von Speicherstärke und Speicherfett führt, also letztendlich dick macht.
- Glukokortikoide sollten so lange wie nötig und so kurz wie möglich eingesetzt werden. Alternativen kann Ihnen nur Ihr behandelnder Arzt beziehungsweise Ihre Ärztin benennen.
- Betablocker imitieren den Teil unseres vegetativen Nervensystems, der für die Ruhephasen zuständig ist. Dadurch führen sie zur Gewichtszunahme.

- Nicht jeder Betablocker führt zur Gewichtszunahme; bei Carvedilol ist diese Nebenwirkung nicht beschrieben.
- Bei Bluthochdruck gibt es zahlreiche Alternativen, zum Beispiel Kalziumkanalblocker oder ACE-Hemmer.
- Leiden Sie schon unter Übergewicht, sollten Betablocker nur unter guter Risiko-Nutzen-Bewertung eingenommen werden.
- Bei Migräne gibt es seit 2019 Antikörpertherapien in der Prophylaxe.
- Östrogen und Gestagen werden in der Empfängnisverhütung und in der Hormonersatztherapie eingesetzt.
- Östrogene hemmen die Nahrungsaufnahme, wohingegen Progesteron den Appetit in geringem Umfang steigert.
- Eine Nebenwirkung der Gestagene ist die allenfalls moderate Gewichtszunahme, etwa zwei Kilogramm nach einem Jahr, und eine weitere Gewichtszunahme nach zwei und vier Jahren.
- Medikamentöse Alternativen zu Gestagenen sind nicht bekannt. Es gibt aber viele mechanische Lösungen zur Empfängnisverhütung.
- Für Wechseljahresbeschwerden gibt es naturheilkundliche Alternativen, zu denen es allerdings keine aussagekräftigen klinischen Studien gibt.
- Lediglich Menschen, die einen diagnostizierten Mangel an Vitaminen oder Spurenelementen haben, sollten nach ärztlicher Rücksprache Nahrungsergänzungsmittel und Lebensmittelzusatzstoffe einnehmen.
- Wissenschaftliche Studien konnten bei einzelnen Nahrungsergänzungsmitteln eine ungewollte Gewichtszunahme belegen. Vor allem die Gruppe der B-Vitamine steht hier stark im Verdacht.
- Vitamine, die mit der normalen Nahrung aufgenommen werden, zeigen diese Effekte nicht; hierfür reichen die »natürlichen« Mengen nicht aus.
- Finger weg von Nahrungsergänzungsmitteln, solange sie nicht ärztlich verordnet sind.
- Zuckerersatzstoffe führen zu einer Gewichtszunahme. Wenn es unbedingt süß sein muss, auf Stevia oder Sucralose ausweichen
- Körperliche Betätigung allein ermöglicht nur schwer eine Gewichtsreduktion. Wenn körperliche Betätigung als Weg gewählt wird, sollte diese lang genug dauern und nachhaltig, also dauerhaft, in den Alltag integriert werden.
- Zuckerhaltige Getränke und süßstoffhaltige Getränke zur sportlichen Betätigung hemmen die Fettverbrennung und sollten gemieden werden.

Kapitel 5

ÜBERGEWICHT VERMEIDEN
ODER WIEDER LOSWERDEN

FASTEN UND KALORIENREDUKTION ALS ANTI-AGING-PROGRAMM

Unter Fasten verstehen wir, für eine bestimmte Zeit nichts oder weniger zu essen. Kalorienreduktion ist die mächtigste, nicht medikamentöse Therapie, um die Gesundheit des eigenen Stoffwechsels zu fördern, und sie ist eine Form des kurzfristigen oder dauerhaften Fastens, weshalb diese Begriffe oftmals separat verwendet werden. Wenn wir uns hier mit den Themen Fasten und Kalorienreduktion befassen, dann nicht nur, weil diese zwei Maßnahmen elementar bei der Gewichtsreduktion sind, sondern weil sie zusätzliche gesundheitsfördernde Effekte aufweisen. Sie wissen, dass der Haupteffekt der Kalorienreduktion zu einem Abbau zunächst der Glykogenspeicher im Körper führt und erst danach die problematischen Fettspeicher an die Reihe kommen und zu guter Letzt, nur bei lang dauernden Hungerphasen, auch die Muskulatur aufgebraucht würde.

Günstige Autophagieprozesse starten

Neben dem Abbau unerwünschter Fettspeicher hat die Kalorienreduktion aber noch viele weitere Vorteile. Die Wissenschaft ist sich derzeit einig, dass eine Kalorienreduktion um etwa 20 bis 40 Prozent der ansonsten üblichen Menge zu einer Lebensverlängerung führen kann, ohne einen Mangel an lebenswichtigen Mikro- und Makronährstoffen zu verursachen. Das liegt unter anderem daran, dass unter einer Kalorienrestriktion auch Mechanismen der Autophagie, der Selbstverwertung, in Gang gesetzt werden.

Selbstverwertung klingt im ersten Moment etwas bedrohlich, ist es aber nicht. Die Selbstverwertung ist so etwas wie der hauseigene Reinigungsservice unseres Körpers. Dabei werden defekte Zellen, alte Teile von Zellen, falsch gefaltete Proteine und auch Eindringlinge wie Bakterien und Viren vom Körper aufgespürt und schließlich abgebaut und entfernt. Wir wissen, dass Fasten und Kalorienreduktion diese Selbstverwertung unterstützen, dadurch die Alterungsprozesse im Körper verlangsamen und eine längere Lebensdauer fördern. Das klingt doch schon viel besser. Wissenschaftliche Studien belegen, dass eine Behinderung der Autophagie die körpereigenen Anti-Aging-Effekte ausbremst. Die Mechanis-

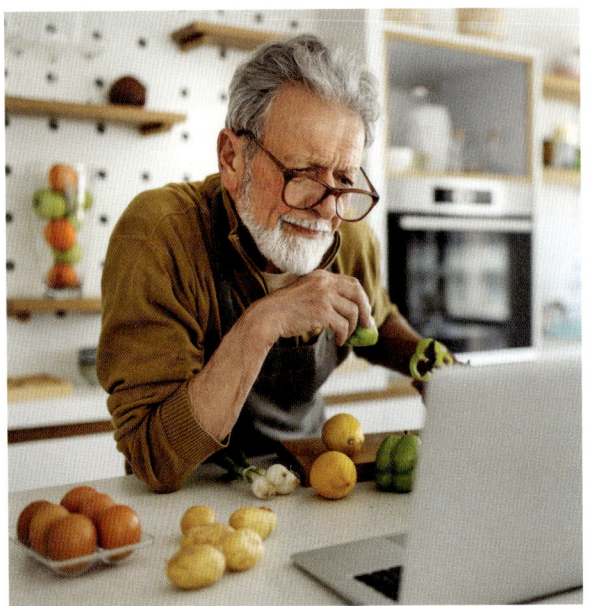

Um im Alter die Autophagie möglichst lange in Gang zu halten, ist eine reduzierte Nahrungsaufnahme verbunden mit gesunder Ernährung unerlässlich.

men der Autophagie sind inzwischen sehr gut verstanden und erkennbar ist, dass sie sehr von der Makro- und Mikronährstoffzufuhr abhängt. Insulin beispielsweise, das ja nach der Nahrungsaufnahme vermehrt ausgeschüttet wird, hemmt die Autophagie über bekannte Signalwege.

In einfachen Worten: Die Nahrungsaufnahme ist der Gegenspieler der Selbstreinigung.

Was genau passiert beim Alterungsprozess?

Eine wichtige Komponente des Alterns ist eine reduzierte Autophagie. Dadurch kommt es zur Anhäufung von geschädigten Zellen, defekten Zellbestandteilen und funktionslosen Proteinen. Mäuse, bei denen die Gene, die für die Autophagie zuständig sind, abgeschaltet wurden, leben deutlich kürzer als ihre Artgenossen; ihnen fehlt die Selbstreinigung und es sammelt sich vermehrt »Zellschutt« an. Beim Fadenwurm und bei Hefepilzen ist es gelungen, die Autophagie zu steigern, das ermöglichte im Labor ein längeres Leben. Warum die Autophagie mit dem Alter abnimmt, das wissen wir allerdings noch nicht.

Sie wollen wissen, weshalb das alles so wichtig ist? Die Autophagie reguliert eben nicht nur unsere Lebenserwartung, sondern hat auch eine wichtige Rolle bei der Erhaltung des Gesundheitszustands. Das ist ein wesentlicher Grund, weshalb Herz-Kreislauf-Erkrankungen, Erkrankungen des Nervensystems und Stoffwechselerkrankungen bei Lebewesen, die weniger Kalorien als ihre Artgenossen zu sich nehmen, seltener vorkommen. Inzwischen keimt in Ihnen sicherlich das Gefühl auf, dass Sie zur Gewichtsreduktion, zur Steigerung des Gesundheitszustandes und zur Ermöglichung eines langen Lebens gern die Autophagie bei Ihnen aktivieren wollen.

In diesem Zusammenhang ist auch zu erwähnen, dass die oben beschriebenen Autophagie-Effekte nicht nur bei einer Kalorienreduktion, sondern auch bei verschiedensten Fastenformen nachweisbar sind. Folgendes Experiment ist dabei höchst interessant. Zwei Gruppen Mäuse bekamen die gleiche Menge an Kalorien. Eine Gruppe durfte sich die Nahrung über 24 Stunden selbst zuführen, die andere Gruppe hatte zwei feste Mahlzeiten, einmal morgens und einmal abends, Wissenschaftler*innen nennen dies »Intermeal Fasting«. Wie gesagt, die Kalorienmenge war gleich, dennoch fanden sich bei der Intermeal-Fasting-Gruppe die positiven Effekte der Autophagie, als hätten sie eine kalorienreduzierte Ernährung erhalten. Der Vorteil dieses Intermeal Fasting liegt auf der Hand, denn Menschen wären vermutlich eher bereit, auf Zwischenmahlzeiten zu verzichten, als zu hören, dass sie insgesamt auf Essen verzichten müssen. Was diese Mausstudie allerdings nicht zeigte und was auch logisch erscheint, ist, dass die Intermeal-Fasting-Mäuse Gewicht abgenommen hätten. Denn ohne Kalorienrestriktion gibt es eben auch keine Gewichtsabnahme.

Groß in Mode – das Intervallfasten

Durch diese Überleitung kommen wir zur nächsten Form des Fastens, dem sogenannten Intervallfasten, das derzeit im wahrsten Sinne des Wortes in aller Munde ist. Intervallfasten entspricht im weitesten Sinne dem Intermeal Fasting aus dem Mausexperiment, teilweise in Kombination mit einer Kalorienrestriktion. Es gibt verschiedene Formen des Intervallfastens:

- das Alternate Day Fasting: Jeder zweite Tag wird gefastet,
- die 5:2-Diät: An zwei nicht zusammenhängenden Tagen der Woche wird gefastet, die aufgenommene Kalorienmenge darf an diesen Tagen nur 500 kcal für Frauen und 600 kcal für Männer betragen,
- die 16:8-Diät, das sogenannte Time-Restricted Feeding: Nur an acht Stunden am Tag wird gegessen, es findet keine vorgegebene Kalorienrestriktion statt.

Es gibt übrigens auch Modelle, bei denen nur sechs Stunden am Tag gegessen werden darf, das wird aber von den wenigsten durchgehalten, weil es unmenschlich streng ist.

Kalorienreduktion oder Intervallfasten?

Alle diese Diätformen haben positive Effekte, selbst wenn die Studienlage bei Menschen hierzu recht dürftig erscheint. Fundierte Aussagen über mögliche Langzeiteffekte auf das Gewicht sind demnach nicht möglich, kurzfristig ist das Intervallfasten aber auf jeden Fall eine gute Methode, um Gewicht zu reduzieren. Langfristig ist der Effekt vermutlich davon abhängig, wie jeder Einzelne nach der Fastenkur sein Essverhalten und seinen Lebensstil angepasst hat.

Aktuell empfehlen die Leitlinien verschiedener Fachgesellschaften zur Gewichtsreduktion vor allem die Kalorienreduktion in Kombination mit vermehrter Bewegung und deutlicher Lebensstilmodifikation. Dennoch sind die Ergebnisse des reinen Intervallfastens auch ohne vermehrte Bewegung vor allem bei Menschen, die einen BMI oberhalb von 25 kg/m^2 hatten, vielversprechend, vergleichbar mit der derzeit ernährungsmedizinisch empfohlenen Strategie.

Ein wissenschaftlicher Vergleich von mehreren Ernährungsstudien zeigte, dass es keinen Unterschied zwischen den beiden Strategien gab. Die adipösen Patient*innen verloren gleich viel Gewicht. Bisher ist die Datenlage aber wie gesagt noch dünn, daher bleibt abzuwarten, ob das Intervallfasten Einzug in die Empfehlungen der Fachgesellschaften hält.

Auch bei den positiven Effekten auf die Autophagie scheinen sich Kalorienreduktion und Intervallfasten nicht wesentlich zu unterscheiden. Ein paar praktische Unterschiede bestehen aber. Das Intervallfasten wird von den Menschen besser angenommen und die Gefahr der Mangelernährung erscheint beim Intervallfasten ebenfalls geringer, da beim Intervallfasten ja nach Belieben gegessen werden darf. Natürlich mit der Einschränkung, nicht mehr zu essen, als man auch verbraucht!

Egal, für welche Methode der Kalorienreduktion Sie sich letztendlich entscheiden, wichtig ist nur, dass es sich um eine wirkliche Kalorienreduktion handelt, denn nur dann werden die Fettspeicher Ihres Körpers auf die Dauer leer geräumt. Die Kalorienreduktion ist daher die erste Säule unseres Abnehmprogramms.

DIE GRUNDLAGEN DES ABNEHMENS – WAS KANN ICH SELBER TUN?

Nachfolgend geht es vor allem um die Aspekte beim Abnehmen, die es zu beachten gilt, wenn keine andere Behandlung der Ursachen für Ihr Übergewicht möglich ist. Aber auch wenn das bestehende oder drohende Übergewicht medikamentös in den Griff zu bekommen ist, geben wir Ihnen mit diesen Tipps und vor allem mit dem Abnehmprogramm im nächsten Kapitel ein wirkungsvolles Instrument gegen dieses Problem in die Hand. Uns war wichtig, eine ganzheitliche Betrachtung des Themas zu ermöglichen und nicht nur auf Kalorienzählen und mehr Sport zu fokussieren. Dies wird dem komplexen Thema Übergewicht nicht gerecht. Hier erfahren Sie, wie Sie Ihre Selbstwahrnehmung schärfen und warum das so wichtig ist. Zudem beantworten wir die Frage, ob im Vorfeld ärztliche Abklärung nötig ist.

Ehrlich zu sich selbst sein

Eine oftmals geäußerte Ansicht beim Abnehmen ist: »Ich esse doch gar nicht so viel.« Das wirft sofort die Frage auf: Was empfindet jeder Einzelne als »gar nicht so viel« und wie definiert man »viel« und »gar nicht so viel«? Weiterhin interessant sind die Fragen: Wie ändert sich mein Kalorienbedarf und wie ändert sich das Abnehmen, wenn der Stoffwechsel etwa durch Medikamenteneinnahme oder Erkrankungen der Schilddrüse verändert ist? Mit diesen Fragen wollen wir uns im Folgenden beschäftigen.

Auf den tatsächlichen Verbrauch kommt es an

Ernährungsmedizinisch ist »zu viel« definiert durch die Überschreitung des Grundumsatzes plus des täglichen Kalorienverbrauchs, angepasst an den eigenen Aktivitätslevel. »Zu viel« ist demnach, mehr zu essen, als man tatsächlich verbraucht – das ist eine Rechengröße und hat nichts mit dem eigenen Empfinden zu tun. Diese kühle Rechnerei ist vor allem dann wichtig, wenn zum Beispiel Medikamente eingenommen werden oder das endokrine System erkrankt ist, was den Stoffwechsel negativ beeinflusst. Leider gibt es bisher keine Untersuchungen und Empfehlungen, wie viel genau man reduzieren sollte, wenn dies der Fall ist. Sie werden mit Ihrer Selbstbeobachtung jedoch bald ein Gespür dafür bekommen, was für Sie individuell zu viel ist, denn Sie sehen es ja an der Körperwaage.

In Deutschland sind aktuell etwa 60 Prozent der Bevölkerung übergewichtig. Das bedeutet, dass in unserem Umfeld viele Menschen leben, die kontinuierlich diese Kaloriengrenze überschreiten, aus welchen Gründen auch immer. Und das ist Teil des Problems: Wir können selbst gar nicht mehr wahrnehmen, dass wir eigentlich kontinuierlich zu viele Kalorien zu uns nehmen, weil alle dauerhaft zu viel essen und sich damit unsere Wahrnehmung von »normal« und »viel« verschoben hat. Fast jeder in Ihrem Umfeld isst zu viel. Wenn dann aber auch noch dick machende Medikamente oder andere Erkrankungen dazukommen, dann beginnt eine Spirale der Gewichtszunahme, die unüberwindbar erscheint.

Viele Patient*innen nehmen dick machende Medikamente und wissen gar nicht um diese Nebenwirkung oder haben eine der oben angeführten Erkrankungen und ahnen demnach nicht einmal, was ihr Gewichtsproblem befeuert.

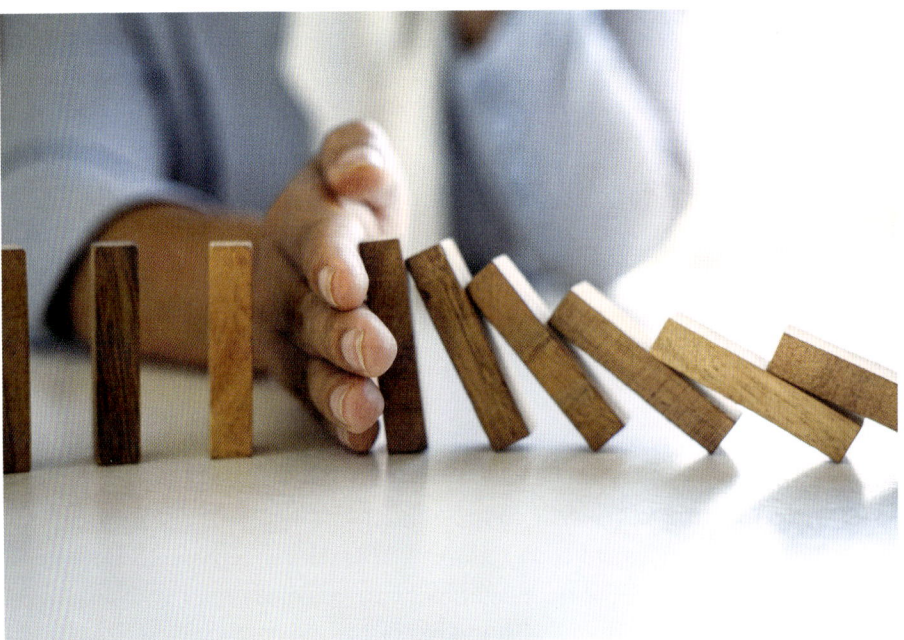

Viele Faktoren, die sich gegenseitig beeinflussen, führen zu Übergewicht. Die gute Nachricht: Sie können diese Domino-Reaktion stoppen!

Selbstwahrnehmung und Selbstwirksamkeit

Selbstwahrnehmung ist der nächste Ansatzpunkt. In Studien wurde gezeigt, dass der Großteil der übergewichtigen oder gar fettleibigen Menschen ganz genau weiß, dass sie zu viel Gewicht auf Rippen und Bauch herumtragen. Nur den nächsten Schritt, den Ursachen auf den Grund zu gehen und sich klarzumachen, dass das eigene Essverhalten und der eigene Bewegungsmangel Multiplikatoren für die Gewichtszunahme sind, gehen viele der Betroffenen nicht. Psychologisch ist es einfacher, die Umstände, also die dick machenden Medikamente oder ursächliche Erkrankungen, den Stress in der Arbeit, vielleicht familiäre Belastungen und manches andere dafür verantwortlich zu machen.

Oft fehlt auch die Überzeugung der sogenannten Selbstwirksamkeit. Fehlende Selbstwirksamkeit bedeutet, dass Menschen sich gar nicht mehr vorstellen können, dass sie allein durch eine Verhaltensänderung etwas an der eigenen Situation bewirken können. Bei psychiatrischen Patient*innen, die dick machende Psychopharmaka einnehmen, ist der fehlende Glaube an Selbstwirksamkeit noch ausgeprägter.

Wenn Sie Gewichtsprobleme in den Griff bekommen wollen, dann sollten Sie Ihren Glauben an Selbstwirksamkeit wiederherstellen. Sie haben es in der Hand, Sie können den Lauf der Dinge, Sie können Ihr Körpergewicht ändern. Sie benötigen keine Ausrede, denn diese stellt sich nur Ihrer Selbstwirklichkeit in den Weg, ist aber für alle anderen durchschaubar.

Änderungen sind möglich

In unserem Gehirn sind die Nervenverbindungen, die wir ständig benutzen, vergleichbar mit einer gut ausgebauten Autobahn. Nervenverbindungen, die wenig benutzt werden, gleichen wenig begangenen Waldwegen. Wenn wir beginnen, öfter die Waldwege zu benutzen, wandeln sie sich langsam zu viel befahrenen Autobahnen. Unser Gehirn ist also sehr veränderbar, es verfügt über die sogenannte neuronale Plastizität. Welche Autobahnen Ihr Gehirn ausbaut, das haben Sie selbst in der Hand.

Da unser Gehirn kein von Geburt an starr festgelegtes Organ ist, sondern ständig Modifikationen unterworfen wird, sind wir durchaus in der Lage, Dinge, die uns selbst betreffen, auch zu ändern. Mit diesem Wissen wird nun klar, dass jeder und jede die Chance hat, am eigenen Gewicht etwas zu ändern, da es möglich ist, durch kleine Umgestaltungen und Richtungswechsel ungesundes Essverhalten zu überwinden und Aktivität in den Tagesplan zu integrieren. Und das können auch Sie!

Gewusst wie

Selbstbeobachtung – ein Exkurs

In der Tiefenpsychologie gibt es den Begriff »Introspektion«: die Fähigkeit, sich selbst zu beobachten, und den Begriff »Selbstreflexion«: die Fähigkeit, über sich selbst nachzudenken. Da hierbei Beobachter und zu beobachtende Person Sie selbst sind, behaupten manche Wissenschaftler*innen, dass eine verwertbare Erkenntnis nicht möglich sei, da das Kennzeichen einer Überprüfbarkeit und Wiederholung der Ergebnisse durch andere Betrachter nicht gegeben ist. Dagegen kann man einwenden, dass eigene Verhaltensbeobachtungen sehr wohl von anderen Personen überprüfbar sind. Warum dieser Exkurs so wichtig ist, liegt auf der Hand. Essen ist im Wesentlichen ein erlerntes Verhalten. Und dieses können Sie selbst beobachten, in einem Tagebuch erfassen und auch selbst bewerten. Jede Selbstbeobachtung trägt aber das Risiko einer Selbsttäuschung. Selbsttäuschungen sind bedauerlich, denn dadurch beraubt man sich seiner Chancen. Wissenschaftler*innen haben herausgefunden, dass wir pro Tag etwa 50 000 Gedanken, nicht nur uns selbst betreffend, haben. Die Hälfte davon sind negative Gedanken und etwa 90 Prozent der Gedanken sind Wiederholungen vom Vortag. Aktive und ehrliche Introspektion und Selbstreflexion sind harte Arbeit. Somit wird klar: Um das eigene Verhalten zu ändern, muss man wirklich ehrlich zu sich selbst sein, auch wenn es manchmal unangenehm ist. Die positive Nachricht ist, dass Sie in erster Linie nur sich selbst und nicht anderen gegenüber ehrlich sein müssen.

Heutzutage gibt es zahlreiche Kalorienzähl-Apps, die man sich kostenlos aufs Smartphone herunterladen kann. Haben Sie sich schon so eine App heruntergeladen? Sie werden dort nach Gewicht, Körpergröße, Alter und Geschlecht sowie nach Ihrem Aktivitätslevel gefragt, das Programm schätzt dann Ihren Grundumsatz sowie den täglichen Kalorienverbrauch durch Aktivität. Denn dieser Aktivitätsverbrauch ist ja bei jedem anders. Wenn es Ihnen nicht liegt, jeden Schokoriegel sofort im Smartphone abzuspeichern, können Sie alternativ das altbewährte Ernährungstagebuch verwenden. Für irgendeine Form der Auflistung sollten Sie sich aber entscheiden, sonst wissen Sie nicht einmal, wo Sie eigentlich stehen.

Dabei ist es ausgesprochen wichtig, wirklich ehrlich zu sich zu sein. Viele Ernährungsberatungen arbeiten auch heute noch mit einem Tagebuch, lassen sich das Tagebuch von den Klient*innen aber nicht zeigen, um das Ergebnis nicht zu verfälschen. Denn wissen die Betroffenen, dass das Tagebuch anschließend gelesen wird, essen sie schon während der Aufzeichnungsdauer weniger. In der Fachsprache nennt man eine derartig motivierte Verhaltensänderung einen sogenannten Bias. Die Smartphone-Apps haben den Vorteil, dass Sie nicht mühsam jede Kalorie, die Sie aufgenommen haben, selbst berechnen müssen, sondern die App erledigt das für Sie. Manche dieser Apps haben ebenfalls einen Abschnitt, bei dem man seine Bewegungseinheiten eintragen kann. Von daher raten wir Ihnen zu einer App-Erfassung, da es Ihnen die Status-quo-Erhebung deutlich erleichtert. Vorschläge zu Apps finden Sie im Anhang.

Noch ein abschließendes Wort zum Thema »Ehrlichkeit sich selbst gegenüber«. Ehrliche Introspektion (nach innen gerichtete Beobachtung) und Selbstreflexion (über sich selbst nachdenken) sind wichtige Elemente der Psychoanalyse, aber auch wichtige Elemente einer gesunden Lebensführung.

Vor dem Abnehmen in die Arztpraxis?

Wenn es um Gewichtsreduktion geht, ist das nicht generell erforderlich. Sollten Sie aber im Vorfeld Symptome wie Unwohlsein, schnelle Ermüdung, Erschöpfung oder gar Atemnot unter Belastung verspüren, empfehlen wir Ihnen einen Termin in Ihrer Hausarztpraxis. Dort können die Symptome besser eingeordnet und notwendige Untersuchungen veranlasst werden. Wenn Ihr BMI aber größer als 30 kg/m² ist, sollten Sie auf jeden Fall Ihren Hausarzt beziehungsweise Ihre Hausärztin aufsuchen, denn in diesem Fall ist davon auszugehen, dass sich schon unbemerkt Stoffwechselentgleisungen wie eine Vorstufe zum Diabetes (Prädiabetes) oder Bluthochdruck eingeschlichen haben. Sind Sie stark übergewichtig, ist es ratsam, Nüchternblutzucker, Langzeitblutzucker, Blutfette und Harnsäure zu bestimmen und eine Langzeit-Blutdruckmessung durchzuführen. So erfahren

Sie, ob Sie bereits ein erhöhtes Risiko für Herz-Kreislauf-Erkrankungen haben. Die Ausgangswerte haben zudem noch einen weiteren Vorteil: Nichts ist zufriedenstellender, als auch an verbesserten Blutwerten zu sehen, dass sich die Anstrengung des Abnehmens nicht nur auf der Waage zeigt, sondern auch günstig auf Ihre Blutfette, Blutzucker- und Harnsäurewerte auswirkt. Manchmal ist es auch hilfreich, eine unabhängige Instanz mit ins Boot zu holen, da diese unvoreingenommen nur die Fakten betrachtet und im längerfristigen Verlauf immer wieder zurate gezogen werden kann. Vor allem dann, wenn das Gewicht stagniert oder wenn Sie vielleicht wieder zunehmen sollten – dann sind Lagebeurteilung, Ermutigung und Unterstützung von außen hilfreich.

Wenn Ihr Übergewicht oder Ihre Gewichtszunahme durch ein Medikament mitverursacht wurde, besteht die Möglichkeit, die Medikamentenklasse – wie in den vorhergehenden Kapiteln beschrieben – auf ein nebenwirkungsärmeres Präparat zu wechseln. Allerdings bedeutet dies nicht eine automatische Gewichtsreduktion. Einen möglichen Präparatewechsel gilt es mit Ihrem behandelnden Arzt oder Ihrer Ärztin zu besprechen.

 Vorsicht

Ist in nächster Zeit eine große Operation bei Ihnen geplant, leiden Sie an einer schweren Infektion oder einer anderen schweren Erkrankung oder befinden Sie sich gerade in der Stillzeit oder Schwangerschaft? In solchen Fällen ist es nicht ratsam, sich noch mehr aufzubürden. Beginnen Sie mit dem Abnehmprogramm erst dann, wenn diese Situationen bewältigt sind und Sie selbst ausreichend Energie haben.

Das Wichtigste im Überblick

- Autophagie bezeichnet die Selbstreinigung des Körpers. Sie begünstigt Gewichtsreduktion, fördert die Gesundheit und ermöglicht ein langes Leben. Autophagie setzt ein, wenn die Nahrungsaufnahme reduziert wird.
- Intervallfasten macht sich die Autophagie zunutze. Langzeituntersuchungen zum Intervallfasten gibt es noch nicht.

- Kalorienreduktion ist die erste Säule des erfolgreichen Abnehmens.
- Da in Deutschland über 60 Prozent der Menschen übergewichtig sind, ist es schwer, überhaupt noch zu erkennen, was eine normale Nahrungsaufnahme bedeutet.
- Unser Gehirn ist kein von Geburt an starr festgelegtes Organ, sondern ständig Änderungen unterworfen. Deshalb sind wir durchaus in der Lage, Dinge, die uns selbst betreffen, auch zu ändern.
- Erfassen Sie Ihre Kalorienaufnahme entweder mit einem Ernährungstagebuch oder via App, die das automatisch für jeden Tag ausrechnet.
- Um das eigene Verhalten zu ändern, muss man wirklich ehrlich zu sich selbst sein, auch wenn es manchmal unangenehm ist. Die positive Nachricht ist, dass Sie in erster Linie nur sich selbst und nicht anderen gegenüber ehrlich sein müssen.
- Ein Besuch in der Hausarztpraxis ist bei Symptomen wie Luftnot bei Anstrengung, schneller Ermüdung und unbedingt ab einem BMI von 30 kg/m^2 empfohlen.
- Das Abnehmprogramm ist nicht für Menschen geeignet, die gerade vor einer schweren Operation stehen, schwer erkrankt sind, schwanger sind oder stillen.

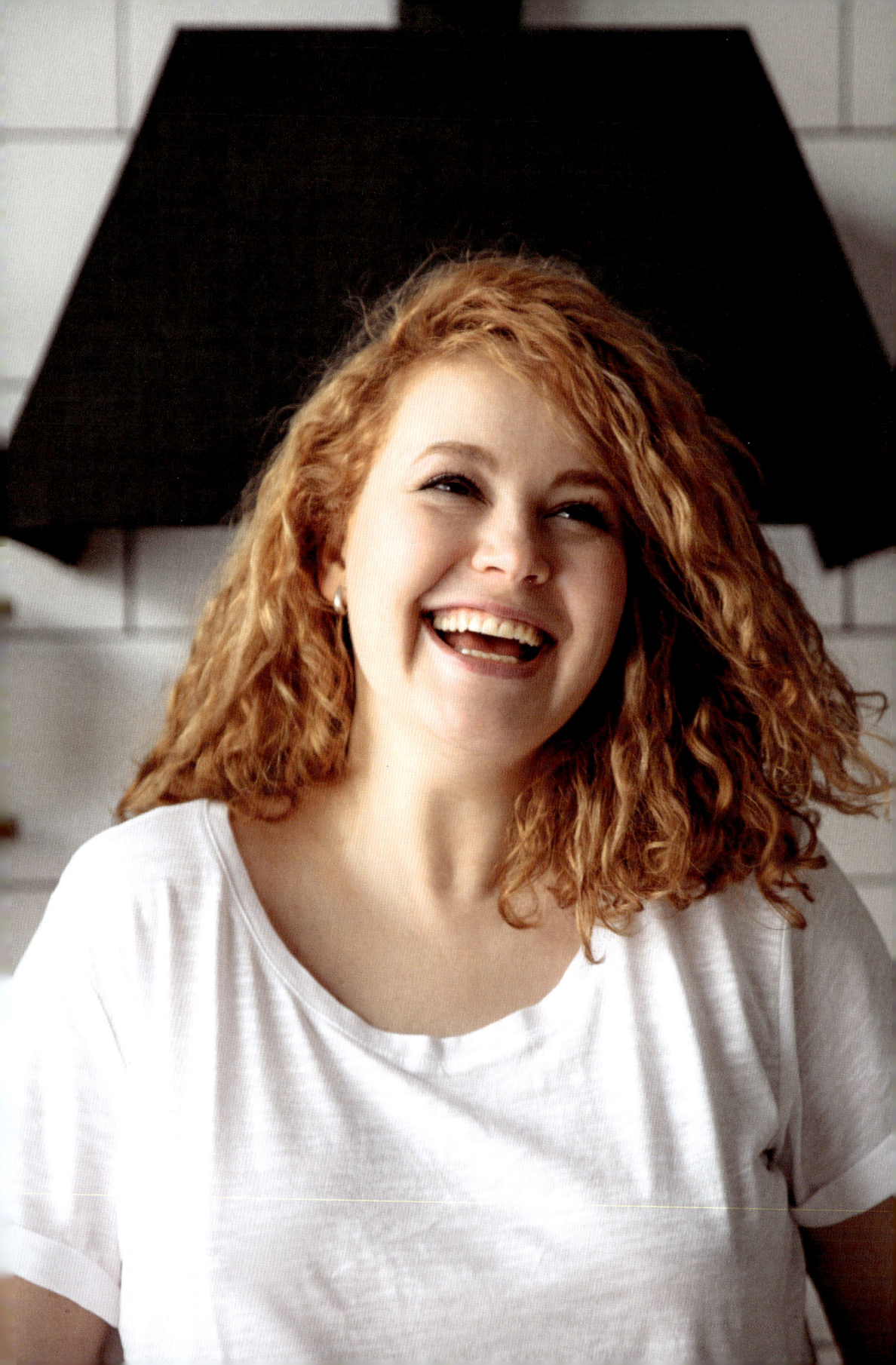

Kapitel 6

DAS ABNEHMPROGRAMM

JETZT GEHT'S LOS

In diesem Kapitel wird nochmals vertieft, was ausgewogene Ernährung bedeutet und wie man Kalorien reduziert. Sie werden erfahren, was die häufigsten Ernährungsfehler sind, was man tun kann, um das Essverhalten zu ändern, und wie man mehr Bewegung in den Alltag integrieren kann. Außerdem lernen Sie die am besten untersuchte Entspannungsmethode, die nachweislich bei der Gewichtsabnahme hilft. Letztendlich ist es dem Fettgewebe egal, wie es zustande gekommen ist – die goldenen Regeln des Abnehmens gelten universell.

Eine Gewichtsreduktion, die auf Dauer angelegt ist, bedeutet harte Arbeit, und es wird auch immer wieder Rückschläge geben. Vor allem am Anfang fällt es den meisten schwer, ihre Ernährungsgewohnheiten beziehungsweise ihr Essverhalten zu ändern. Das liegt, wie bereits erklärt, in erster Linie daran, dass das Gehirn nun den schmalen Waldweg und nicht mehr die breite Autobahn nehmen soll. Dieses Umgewöhnen benötigt Zeit; erlauben Sie Ihrem Körper diese Zeit zur Umstellung. Erwarten Sie also keine Wunder, vor allem, da Sie zunächst mehr Hunger als vor der Ernährungsumstellung spüren werden. Das liegt daran, dass Ihr Gehirn natürlich wahrnimmt und alarmiert wird, wenn weniger Kalorien zugeführt werden, als Sie es gewohnt waren; es liegt aber auch am Signal der reduzierten Magendehnung, ein zentraler Mechanismus, der Sättigung signalisiert. Erfreulich ist: Ihr Gehirn kann erlernen, mit der neuen Situation umzugehen, und auch Ihr Magen wird sein Signalverhalten und seine Dehnbarkeit verändern; dies benötigt aber Zeit.

Gewusst wie

Die Umstellung der Sättigungsmechanismen benötigt einiges an Zeit, das macht Abnehmen so schwer. Wer lange genug durchhält, wird aber dauerhaft mit einem niedrigeren Körpergewicht und besserer Sättigung bei reduzierter Nahrungsaufnahme belohnt.

Das Fundament der Gewichtsreduktion

Gewichtsreduktion ist ein langfristig angelegtes Ziel, das auf drei Säulen beruht:

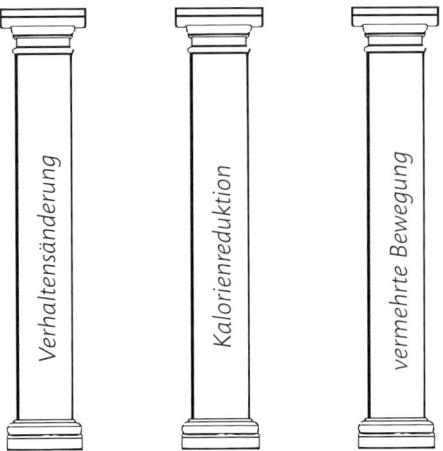

Das Programm zur Gewichtsreduktion ist zwar in wenigen Wochen erlernbar, es ist jedoch auf einen langfristigen Zeitraum ausgelegt, um Nachhaltigkeit, also dauerhafte Gewichtsstabilisierung, zu ermöglichen. Setzen Sie sich daher zunächst realistische Ziele. Schon eine Gewichtsreduktion um 5 Prozent des Ausgangsgewichts führt bei den meisten zur Verbesserung der Blutwerte, des Blutdrucks, zu einem besseren Körpergefühl und mehr Selbstbewusstsein. Wenn Sie dieses Etappenziel erreicht haben, fällt es nicht mehr so schwer, vielleicht noch ein paar Kilo mehr abzunehmen. Seien Sie nicht zu streng mit sich selbst, das verursacht nur Stress, der wiederum Stressessen auslöst; das wäre kontraproduktiv.

Nachfolgend werden Sie zahlreiche verschiedene Wege kennenlernen, um Ihren Hunger und Ihren Appetit und damit Ihre Kalorienaufnahme nachhaltig zu reduzieren, sich ausgewogen zu ernähren und Ihr Essverhalten zu ändern. Die benannten Methoden sind wissenschaftlich fundiert und in klinischen Studien wurde ihre Wirksamkeit bestätigt. Auf Voodoo und Abnehmfolklore haben wir in diesem Ratgeber bewusst verzichtet, selbst wenn diese manchmal sehr viel freundlicher klingen – wir wollen nicht Ihre wertvolle Lebenszeit verschwenden.

SCHWACHSTELLEN IM ERNÄHRUNGSVERHALTEN ERKENNEN

Im Internet kann man unzählige Ernährungstagebücher finden. Manche erfassen sogar den Stuhlgang. In erster Linie sollten Sie sich ein Ernährungstagebuch anlegen, um Ihre Essgewohnheiten selbst besser kennenzulernen. Erfassen Sie alles, was Sie über den Tag essen, getrennt nach Frühstück, Mittag- und Abendessen – die Zwischenmahlzeiten nicht vergessen –, was Sie trinken und wie viel Sie sich bewegen. Sie sollten dies für sieben Tage in Folge führen und wichtig: Tragen Sie immer gleich ein, was Sie gegessen haben, da es erstaunlich ist, wie schnell man vergisst, was man so alles gegessen hat. Beschreiben Sie, wenn möglich, welche Menge Sie von jedem Nahrungsmittel zu sich genommen haben. Wenn Sie nicht die Möglichkeit haben, Ihre Lebensmittel zu wiegen oder das Volumen zu messen (in Milligramm und Milliliter), schätzen Sie diese oder machen Angaben, zum Beispiel 1 Esslöffel, 1 Tasse, 2 Handteller groß, 1 Scheibe. Wichtig ist auch, dass Sie erfassen, wie viel und was Sie über den Tag trinken.

Suchen Sie sich ein Ernährungstagebuch, bei dem Sie unter anderem auch Anmerkungen wie zum Beispiel »unter Hektik« oder »im Stehen gegessen« eintragen können. Eine Sache wollen wir Ihnen jetzt schon verraten: Am Wochenende essen die meisten Menschen mehr.

Empfehlen für die Dokumentation Ihres Ess- und Trinkverhaltens möchten wir Ihnen das Tagebuch der Deutschen Gesellschaft für Ernährung, dieses steht kostenlos zum Download zur Verfügung, den Link finden Sie im Anhang.

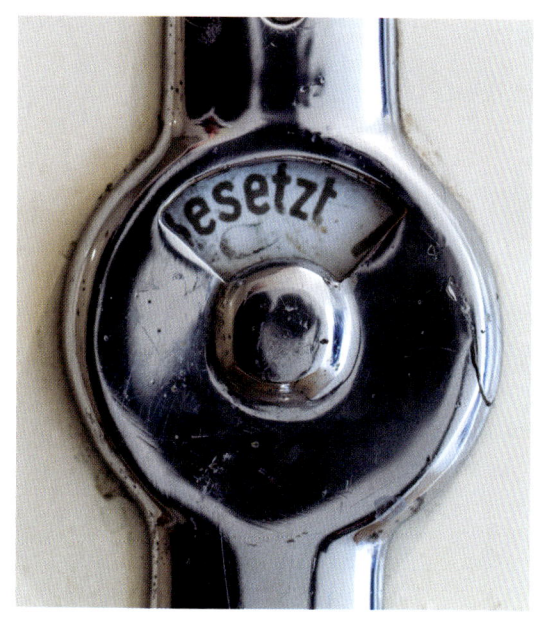

Durch ein Ernährungstagebuch können Sie auch Nahrungsmittelunverträglichkeiten auf die Spur kommen, die sich durch Verstopfung, Blähungen, Durchfall oder Übelkeit bemerkbar machen.

Ernährungsberatungsstellen können helfen

Wenn Sie mit der Erfassung Ihres Ess- und Trinkverhaltens nicht zurechtkommen, haben Sie die Möglichkeit, sich bei einer zertifizierten Ernährungsberatung professionell beraten und helfen zu lassen. Die meisten gesetzlichen Krankenkassen übernehmen dabei zumindest einen Teil der Kosten. Allerdings sollten Sie dies vorher mit Ihrer Krankenkasse abklären. Viele Krankenkassen schauen dabei auch auf das Konzept des Anbieters, ob es wissenschaftlich evaluiert und anerkannt ist. Der Spitzenverband Bund der Krankenkassen hat festgestellt, dass eine Ernährungsberatung für diejenigen in Betracht kommt, »deren Erkrankung durch eine Fehlernährung verursacht beziehungsweise mitverursacht wurde oder bei denen eine Ernährungsumstellung die Therapie unterstützen kann«. Das heißt für Sie, dass eine Erkrankung als Ursache für Übergewicht oder allein die Fehlernährung (zum Beispiel Adipositas) auf jeden Fall in den Leistungskatalog der Krankenkasse aufgenommen sind und einer Bezuschussung der Ernährungsberatung nichts im Wege stehen dürfte. Eine Ernährungsberatung kann unterstützend und hilfreich sein, mit diesem Ratgeber werden Sie aber in der Lage sein, viele Ihrer Probleme selbst zu lösen.

Die individuellen Ernährungsfehler enttarnen

Haben Sie nun Ihr Ess- und Trinkverhalten für eine Woche ehrlich dokumentiert, ist dies schon der erste Schritt auf dem richtigen Weg zur Gewichtsreduktion. Denn meistens fällt dann auf, wie oft außerhalb der Hauptmahlzeiten unbewusst und ohne Hungergefühl beispielsweise aus Langeweile gesnackt wird und damit überflüssige Kalorien aufgenommen werden, wie groß und meistens zu groß die Portionen der Hauptmahlzeiten sind, wie wenig Zeit pro Tag die Bewegung einnimmt und dass wir viel zu wenig ungesüßte Getränke zu uns nehmen. Sehen Sie sich zunächst die Tabelle mit den häufigsten Ernährungsfehlern an und achten Sie bei der Erstellung Ihres Tagebuchs darauf, ob Ihnen diese Fehler auch unterlaufen. Was zu viel und zu wenig ist, haben Sie bereits bei den Kapiteln zu den Makro- und Mikronährstoffen sowie zum Grundumsatz gelernt. Seien Sie ehrlich zu sich selbst!

Fehler	Beispiele, Folgen und Alternativen
1. **Zu viel industriell gefertigte Lebensmittel**	Tiefkühlpizza, Hamburger, Fertiggerichte und anderes Besser selbst zubereiten aus frischen Zutaten
2. **Zu viel Zucker**	Vor allem versteckt in den vermeintlich gesunden Fruchtsäften Besser auf Alternativen wie Stevia oder Sucralose ausweichen
3. **Zu wenig Gemüse** (und Obst)	Mindestens 3 Portionen Gemüse und 2 Portionen Obst, »5 am Tag« als perfekte Ballaststoff- und Vitaminlieferanten
4. **Zu viel gesüßte Getränke**	Am besten 2 Liter Wasser oder ungesüßter Tee
5. **Zu viele prozessierte Fleisch- und Wurstwaren** (verstecktes gesättigtes Fett)	Fördert vor allem Herz-Kreislauf-Erkrankungen, da die wertvollen ungesättigten Fettsäuren fehlen Besser wäre etwa Kochschinken oder Putenbrust ohne den Fettrand
6. **Schlechte Zubereitung der Lebensmittel**	Frittieren, Braten in viel Öl, häufiges Grillen über Holzkohle Besser wäre kurz gedünstetes oder gedämpftes Gemüse; das gilt auch für andere Lebensmittel
7. **Zu viele gesättigte Fettsäuren**	Butter, billiges Pflanzenöl Besser wäre natives Olivenöl, Leinöl und Rapsöl
8. **Zu wenig Ballaststoffe**	Zu wenig Vollkornprodukte und Gemüse Besser auf Vollkorn, Gemüse und Ballaststoffe achten, eventuell geschrotete Flohsamen ergänzen
9. **Zu viel Salz**	Mehr als 6 Gramm pro Tag treibt den Blutdruck in die Höhe Besser zum Würzen aromatische, frische Kräuter verwenden
10. **Zu wenig Omega-3-Fettsäuren**	Schützen vor Herz-Kreislauf-Erkrankungen, daher sollte zweimal pro Woche Fisch (am besten Lachs) auf den Tisch
11. **Zu wenig Nüsse/Mandeln und Samen**	Schützen vor Herz-Kreislauf-Erkrankungen, ACHTUNG! Leider sehr kalorienhaltige Lebensmittel!
12. **Zu hastiges und schnelles Essen**	Löst kein anhaltendes Sättigungsgefühl aus und verursacht oft Verdauungsprobleme Besser ist es, sich zum Essen ausreichend Ruhe und Zeit zu lassen
13. **Zu viele Nebenmahlzeiten** und häufige Mahlzeiten, Stichwort »Snacking«!	Absolute Kalorienfalle! Essen aus Langeweile oder weil sich Gelegenheiten bieten Besser ist es, sich alternative Beschäftigungen zu suchen und die Regel »Öfter Nein als Ja sagen« befolgen!
14. **Zu wenig Kalzium**	Wichtig für gesunde Knochen, daher Milchprodukte in den Speiseplan aufnehmen

Haben Sie in der Zwischenzeit Ihr Ernährungstagebuch für sieben Tage abgeschlossen, dann sind Sie in der Lage, Ihr Essverhalten und die Fehler zu entdecken und in letzter Konsequenz auch zu ändern. Vergleichen Sie Ihr Ernährungstagebuch anschließend mit der Tabelle der häufigsten Fehler und streichen Sie diese in Ihrem Ernährungstagebuch mit einem Textmarker an. Am besten, Sie notieren sich nun auf einem gesonderten Blatt Ihre häufigsten Fehler und hängen sich diese Tabelle an Ihren Kühlschrank, um sie immer vor Augen zu haben. So können Sie in Zukunft Ernährungsfehler besser vermeiden.

Sollten Sie Ihre Ernährungsgewohnheiten mit einer App erfasst haben, sehen Sie zwar jeden Abend in roter Farbe, dass Sie zu viele Kalorien zu sich genommen haben – oder in grüner Farbe, wenn Sie Ihr vorgegebenes Kalorienziel nicht überschritten haben –, können jedoch nicht so gut identifizieren, wo genau jetzt der Fehler lag, der zum Reißen der Messlatte führte. Dazu müssen Sie wieder alle Lebensmittel, die Sie konsumiert haben, aufrufen und nochmals ansehen. Daher hat das Ernährungstagebuch in der Anfangszeit, also in den ersten sieben Tagen, Vorteile beim Erkennen des eigenen Essverhaltens.

Die Kalorien im Blick

Aus den vorherigen Kapiteln wissen Sie, dass es sinnvoll ist, die zugeführten Kalorien zu erfassen. Das können Sie mit einer App wie zum Beispiel YAZIO, die man sich kostenlos aufs Handy laden kann, leicht für sieben Tage durchführen. Für einen längeren Zeitraum empfehlen wir dies nicht, da Studien gezeigt haben, dass die Anfangsbegeisterung bei diesen Apps schnell nachlässt. Doch für den Einstieg sind Apps sehr gut geeignet, da man vor Augen geführt bekommt, wie kalorienhaltig vermutlich »gesunde« Lebensmittel (zum Beispiel Avocado und Mozzarella) tatsächlich sind. Außerdem zeigen diese Apps sehr gut, wie häufig pro Tag Sie mehr Kalorien zu sich nehmen, als es der individuelle Energiebedarf (Grundumsatz plus Aktivitätsumsatz) eigentlich erfordert. Die Kalorienzähler-App ist nur in der Anfangsphase als Orientierungshilfe nützlich; Sie werden sehr schnell lernen, wie viel Gramm Sie von einem Lebensmittel zu sich nehmen können, weil Sie wissen werden, wie viele Kalorien es enthält.

Mit der messerscharfen Analyse »Wie viel Kalorien nehme ich jeden Tag zu mir und wo und wie kann ich die Kalorienreduktion umsetzen?« und der Einsicht »Welche Fehler beim Essverhalten begehe ich?« haben Sie nun die erste und die zweite der drei Säulen unseres 4-Wochen-Programms bereits gebaut.

WAS IST EIGENTLICH RICHTIGE, AUSGEWOGENE ERNÄHRUNG?

Eine ausgewogene Ernährung ist eine Ernährung, die den persönlichen Bedarf an Nährstoffen deckt und die richtige Menge an Kalorien enthält, um nicht zuzunehmen und gesund zu bleiben. Dabei ist es wichtig, dass Sie weiterhin alle fünf der folgenden Nahrungsmittelgruppen in Ihren Ernährungsplan integrieren sollten. Dann ist es ausgeschlossen, dass es während der Gewichtsreduktion zu einer Mangelernährung kommt.

Wir unterscheiden bei den Nahrungsmitteln fünf verschiedene Gruppen:
1. Gemüse und Salat,
2. Obst,
3. Getreideprodukte und Kartoffeln,
4. Milch und Milchprodukte und
5. proteinhaltige Lebensmittel wie Fleisch, Fisch, Wurst und Eier.

Ergänzen können wir noch Öle und Fette und Wasser als die Nummern 6 und 7.

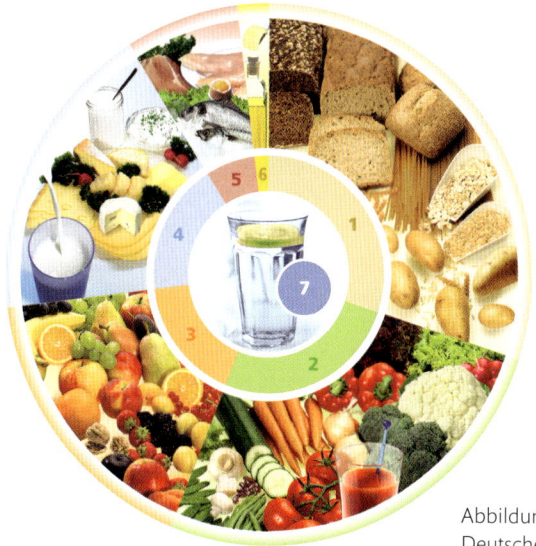

Ernährungskreis der Nahrungs-mittelgruppen.

Abbildung mit freundlicher Genehmigung des Deutsche Gesellschaft für Ernährung e. V.

Wasser und ungesüßte Getränke wie Tee sollten mengenmäßig übrigens den größten Anteil an der Ernährung ausmachen. Anschließend kommen die pflanzlichen Lebensmittel (Gemüse, Obst und Getreideprodukte), die uns vor allem Ballaststoffe, Kohlenhydrate, Vitamine und andere Mineralstoffe liefern. Die pflanzlichen Lebensmittel sollten daher ungefähr drei Viertel unserer festen Ernährung ausmachen.

Die tierischen Lebensmittel – dazu gehören Milchprodukte und Fleisch – stellen zusammen nur ein Viertel der Ernährung dar, wobei die Milchprodukte einen deutlich größeren Anteil haben sollten. Bildlich dargestellt erkennen Sie dies im Ernährungskreis. Aus den tierischen Lebensmitteln beziehen wir hochwertiges Protein, Vitamine und Mineralstoffe wie Kalzium und Eisen. Einen winzigen Anteil an unserem Ernährungskreis bilden Fette und Öle, die wichtig sind, um fettlösliche Vitamine (Vitamine A, D, E und K) aufzunehmen. Dabei ist es wichtig, auf hochwertige Fette wie Olivenöl und Rapsöl zu achten, da hier die schädlichen gesättigten Fettsäuren weniger bis gar nicht enthalten sind.

Gewusst wie

Die »Mittelmeerdiät« – mediterrane Ernährung

Viele Wege führen zum Erfolg, jedoch kennen wir zurzeit nur eine Ernährungsform, die nachgewiesenermaßen gesundheitsfördernde Wirkungen entfaltet. Diese südeuropäische Ernährungsform zeichnet sich durch täglich Gemüse, Salat, Obst, Brot und Teigwaren aus. Fisch und Geflügel kommen mehrmals pro Woche auf den Tisch, Milchprodukte wie Joghurt und Käse täglich in mäßigen Mengen. Olivenöl ist der Hauptlieferant für mehrfach ungesättigte Fettsäuren. Diese Diät reduziert die Atherosklerose, reduziert Thrombosen und senkt das Risiko des plötzlichen Herztodes.

Die Lebensmittel im Fokus

Generell sollten Sie immer auf hochwertige Lebensmittel zurückgreifen, und damit meinen wir nicht teure Lebensmittel, sondern frische, wenig verarbeitete Lebensmittel. Der Ernährungskreis sollte ein Anhaltspunkt sein, wie Sie sich

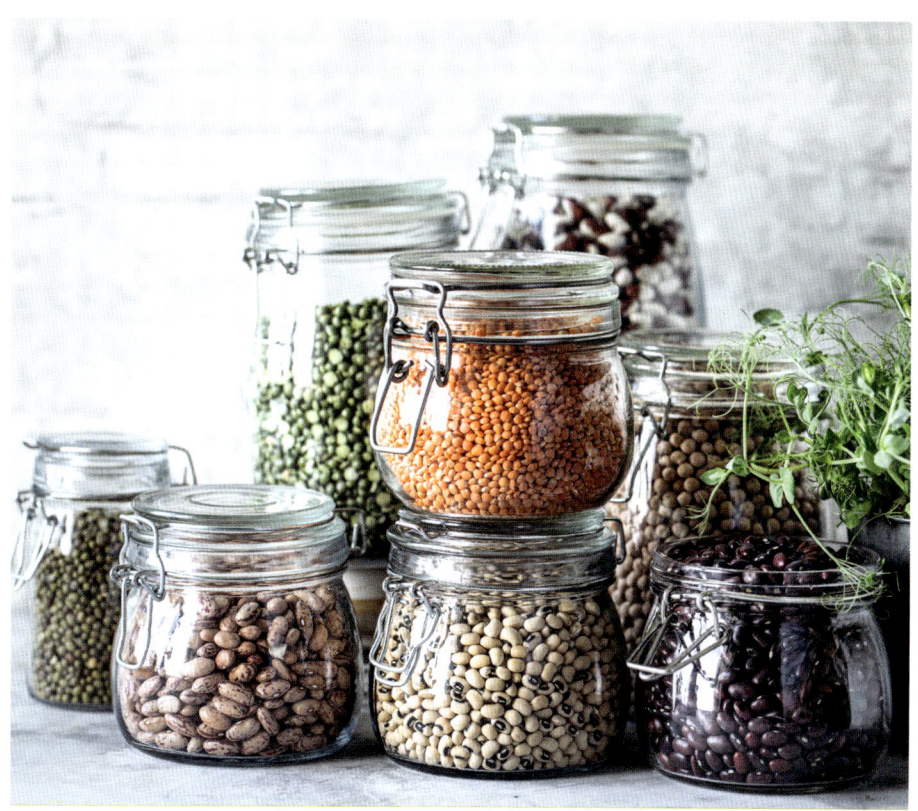

Hülsenfrüchte sind hervorragende pflanzliche Proteinlieferanten.

ausgewogen ernähren. Es sind aber auch andere Ernährungsweisen denkbar, vor allem, wenn Sie unter Lebensmittelallergien oder Unverträglichkeiten leiden.

Wenn Sie sich vegetarisch ernähren möchten, ersetzen Sie bei den tierischen Produkten das Fleisch durch ein Mehr an Milchprodukten, Eiern, Vollkornprodukten, Hülsenfrüchten, Nüssen und grünem Blattgemüse, um auf der Protein-, Vitamin- und Spurenelemente-Seite ausreichend versorgt zu sein. Fleisch ist für eine ausgewogene Ernährung nicht unbedingt notwendig, aber auch nicht als generell schädlich anzusehen.

Bei einer Laktoseintoleranz greifen Sie auf laktosefreie Produkte zurück. Lang gereifte Käsesorten wie Appenzeller Käse oder Bergkäse sind übrigens laktosefrei. Bei Fruktoseintoleranz ersetzen Sie fruktosereiches Obst durch ein Mehr an Gemüse.

Eine ausgewogene Ernährung ist auch keine Frage des Geldbeutels. Die Lebensmittelpreise in Deutschland liegen im europäischen Vergleich im Mittel. Günstiger einkaufen kann man nur in Rumänien, Polen oder Spanien, hier liegen aber auch die Löhne deutlich unterhalb des hiesigen Niveaus. Die Ausrede, gesunde, ausgewogene Ernährung sei teuer, stimmt zumindest in Deutschland nicht.

Gemüse

Zum Gemüse zählen grünes Blattgemüse, rote oder orangefarbene Gemüsesorten wie Karotten oder Paprika, Bohnen und Erbsen (Hülsenfrüchte), andere stärkehaltige Gemüsesorten wie Mais, Kichererbsen sowie Zucchini und Auberginen. Es gibt eine sehr große Auswahl an verschiedenen Sorten. Damit keine Langeweile bei der Ernährung aufkommt, wechseln Sie die verschiedenen Gemüsesorten ab. Achten Sie dabei auf eine gesunde Zubereitung wie Dämpfen, Kochen, Grillen oder auch roh als Salat; das Braten in der Pfanne oder sehr fetthaltige Dressings fügen meist nur unnötiges Fett hinzu. Essen Sie mindestens drei Portionen am Tag; bei Gemüse und Salat gibt es eigentlich keine Obergrenze.

Kartoffeln gehören zu den stärkehaltigen Gemüsearten, sie sind demnach eine gute Quelle für Kohlenhydrate – vor allem, wenn man sie nicht frittiert oder brät. Achtung: Nur bei Kartoffeln, die richtig gelagert wurden (kühl und dunkel), ist es empfehlenswert, auch die Schale zu verzehren.

Obst

Auch beim Obst ist die Auswahl riesengroß, aber es gibt Einiges zu beachten. zu beachten. Obst enthält Fruktose (Fruchtzucker) und ist daher deutlich kalorienhaltiger als Gemüse. Deshalb auch die Empfehlung, nur zwei Portionen am Tag zu verzehren. Seien Sie sich bewusst, dass Bananen, Datteln und Trockenobst sehr reich an Zucker und ergo kalorienreicher sind. Wichtig beim Verzehr ist, dass Sie die Früchte möglichst im Ganzen essen und wenig wegschneiden (Apfelschalen sind Ballaststoffe).Fruchtsäfte sollten Sie streng meiden oder mit sehr viel Wasser verdünnen. Eine Portion Obst am Tag darf jedoch durch einen Fruchtsaft ersetzt werden, wenn Sie unbedingt wollen. Dabei sollten Sie darauf achten, keinen Fruchtnektar zu trinken, denn hier darf Zucker zugesetzt werden, sodass Fruchtnektar nochmals kalorienreicher ist. Fruchtsäfte hingegen bestehen nur aus dem Saft des ausgepressten Obstes, sind folglich als hochwertiger zu betrachten. Fruchtsäfte enthalten 100 Prozent Frucht. Nektare müssen nur 25 bis 50 Prozent enthalten. Fruchtnektar und -säfte sind meist kalorienreicher als Cola.

Der regelmäßige Verzehr von Blaubeeren reduziert in Mäusen die Bildung des ungünstigen Bauchfetts. Am Menschen ist das noch nicht untersucht. Denkbar ist es jedoch, denn Blaubeeren haben eine niedrige Energiedichte und wenig Kalorien. Unser Rat: Blaubeeren in die Ernährung einbauen – aber nicht zusätzlich, sondern anstelle des Dessertpuddings.

Getreideprodukte

Zunächst einmal unterscheidet man Vollkornmehl und Weißmehl. Dabei spielt es keine Rolle, ob Weizen, Roggen, Dinkel oder Hafer verarbeitet wurden. Weißmehl enthält nur noch die leicht und schnell verdaulichen Stärken des Getreidekorns. Bei Vollkorn sind hingegen alle Inhaltsstoffe des Getreidekorns enthalten, weshalb unser Verdauungstrakt wegen der enthaltenen Ballaststoffe mehr arbeiten muss. Der Insulinspiegel wird günstig beeinflusst und wir bleiben dadurch messbar länger satt. Solange Sie keine Nahrungsmittelallergie auf Weizen oder die Autoimmunerkrankung Zöliakie haben, spielt es keine Rolle, welche Getreidesorten auf Ihrem Speiseplan stehen. Sie sollten aber schon allein aus Gewichtsgründen auf Vollkornprodukte zurückgreifen. Vollkornprodukte haben durch den hohen Ballaststoffgehalt auch gesundheitsfördernde Eigenschaften, wie Sie bereits erfahren haben. In keinem Land der Erde gibt es so viele verschiedene Brotsorten. Gerade in Deutschland finden Sie wie kaum woanders so viel Abwechslung an verschiedenen Brotsorten. Mindestens die Hälfte der verzehrten Getreideprodukte sollten Vollkornprodukte sein.

Lassen Sie sich bitte nicht täuschen, denn nur weil ein Brot eine dunklere Farbe hat, heißt das nicht, dass es auch ein Vollkornprodukt ist. Manche Brote werden einfach mit Farbstoffen eingefärbt. Nicht nur Brot, sondern auch Nudeln und andere Getreideprodukte können als Vollkornprodukt genossen werden. Zudem sollten Sie weitere Getreide und Pseudogetreide wie Haferflocken, Graupen, Quinoa, Buchweizen oder Vollkornreis in Ihren Ernährungsplan aufnehmen. Gerade Quinoa eignet sich bestens im Müsli und Graupen kann man zu einem leckeren Eintopf verarbeiten.

Proteinhaltige Lebensmittel

Milchprodukte wie Joghurt, Hüttenkäse oder Magerquark sind perfekte Zwischenmahlzeiten – Sie wissen jetzt ja, wie sättigend proteinhaltige Nahrungsmittel sind. Außerdem sind sie eine wichtige Quelle für Kalzium, das für einen starken Knochenbau notwendig ist. Wann immer möglich, wählen Sie die fettarmen Varianten, zum Beispiel 1,5-prozentige Milch, Magerquark sowie Kefir und verzichten auf den fetthaltigen Sahne-Joghurt.

Zu den proteinhaltigen Lebensmitteln gehören auch Fleisch und Fisch, ebenso Bohnen, Erbsen und andere Hülsenfrüchte. Wenn Sie Fleisch zubereiten, achten Sie auf helle Fleischsorten wie Hühner- oder Putenbrust als kalorienärmere Alternative zum Schweinebraten. Bezogen auf das Klima, sind diese Fleischarten nachhaltiger als zum Beispiel Rindfleisch. Aber auch rote Fleischsorten kann man fettarm zubereiten, zum Beispiel ein gegrilltes Schweinefilet.

Wenn es Wurst sein muss, wählen Sie wenig weiterverarbeitete Produkte wie Schinken anstelle von Salami.

Bei Fisch wählen Sie vor allem Lachs, Makrele und Thunfisch aus, da diese auch die wertvollen Omega-3-Fettsäuren enthalten. Süßwasserfische liefern diese Fettsäuren ebenfalls, enthalten aber weniger Jod als Salzwasserfische.

Bohnen, Erbsen und Hülsenfrüchte sind in der vegetarischen Ernährung wertvolle Proteinlieferanten.

Bei Proteinen wird oft in erster Linie an Eier gedacht. Eier wurden in der Vergangenheit immer wieder verdächtigt, die Blutfettwerte, vor allem das Cholesterin, negativ zu beeinflussen. Neuere Untersuchungen zeigen hier widersprüchliche Ergebnisse, sodass derzeit keine verbindliche Empfehlung zur Obergrenze gegeben werden kann. Mit einem maßvollen Eiergenuss (zwei bis drei Eier pro Woche) liegen Sie aber sicher richtig.

Fette und Öle

Da Fette und Öle die höchste Energiedichte aufweisen, sollten Sie an diesen Kalorienbomben möglichst sparen. Das geht wie folgt: Pommes nicht frittieren, sondern im Ofen backen, Schnitzel lieber naturbelassen als in fettdurchtränkter Panade zubereiten, Kochschinken (dabei das sichtbare Fett wegschneiden) der fettdurchsetzten Salami vorziehen, Gemüse besser dampfgaren als mit viel Öl in der Pfanne anbraten, lieber Pellkartoffeln als Bratkartoffeln essen, Erdbeeren statt mit Sahne mit einem Löffel Joghurt ergänzen, fettarme Käsesorten wie Frischkäse gegenüber fetthaltigen Käsesorten wie Camembert bevorzugen. So einfach ist das!

Auf dem Weg zum/zur Ernährungsfachkundigen

Auf die Frage, ob Sie sich eine Personenwaage zulegen sollten, ist die klare Antwort: ja. Das heißt nicht, dass Sie nun täglich Ihr Körpergewicht bestimmen sollten. Viel eher empfehlen wir, anfänglich alle zwei und im weiteren Verlauf alle vier Wochen auf die Waage zu steigen. Eine tägliche Kontrolle birgt die Gefahr, dass es innerhalb der normalen täglichen Schwankungsbreite von oftmals ein bis zwei Kilogramm zu Frustrationserlebnissen kommt. Zu Beginn Ihrer Gewichtsreduktion ist es dennoch empfehlenswert, Ihr Gewicht häufiger zu erfassen, da Sie so kontrollieren können, ob Sie auf dem richtigen Weg sind. Andere Möglichkeiten, Ihren Abnehmerfolg zu kontrollieren, sind Vorher-nach-her-Fotos in der gleichen Position oder das Messen des Hüft- und Taillenumfangs.

Darf's auch mal eine Konserve sein?

Weiter vorn haben Sie schon einiges über industrielle Lebensmittel gelesen und dass man frisch Zubereitetes bevorzugen soll. Es gibt aber Tage, an denen man nicht die Zeit hat, Gemüse oder Obst frisch zuzubereiten. Eine Alternative können dann auch einmal Konserven sein. Dabei sollten Sie jedoch darauf achten, Gemüse gut abtropfen zu lassen und mit klarem Wasser abzuspülen, um den Salzgehalt zu reduzieren. Es gibt bei Konserven manchmal sogar Vorteile: Dosentomaten enthalten zum Beispiel mehr Lycopin (vermutlich gesundheitsfördernd) als frische Tomaten. Bei Obst ist es wichtig, Konserven zu wählen, bei denen das Obst nicht in Zucker oder Sirup eingelegt wurde, sondern im eigenen Saft, das spart Kalorien. Inzwischen gibt es auch zahlreiche exzellente tiefgekühlte Produkte, die auf jeden Fall den Konserven vorzuziehen sind; hier sollten Sie sich einfach vom gesunden Menschenverstand leiten lassen.

Übliche Portionsgrößen

Wir haben Ihnen im Folgenden eine Tabelle mit den am häufigsten gekauften Lebensmitteln in Deutschland zusammengestellt, mit der Sie einen Überblick bekommen werden, wie groß »übliche Portionen« eigentlich sein sollten. In Deutschland gibt es etwa 1300 Lebensmittel, die wir nicht alle aufführen können. Die Deutsche Gesellschaft für Ernährungsmedizin veröffentlicht regelmäßig eine kostenpflichtige Liste mit all diesen Lebensmitteln, den Link zur Liste finden Sie im Anhang.

Bei Ihrer Ernährungsumstellung werden Sie feststellen, dass die Portionen, die Sie früher gegessen haben, sich von den üblichen Portionsgrößen unterscheiden. Besonders auffällig ist das in Restaurants, wo man eigentlich immer zu viel auf den Teller geladen bekommt. Daher kann es manchmal sinnvoll sein, sich von vornherein nur eine kleine Portion, einen Seniorenteller, zu bestellen. Kundenorientierte Restaurants werden diesem Wunsch sicher nachkommen.

Zu Beginn der Ernährungsumstellung wird es hilfreich sein, die Lebensmittel zu wiegen, da es beispielsweise nicht einfach ist, das Gewicht eines Stückes Fleisch richtig einzuschätzen, um die enthaltenen Kalorien zu berechnen. Sie werden aber schnell lernen, wie viel Kalorien jedes Lebensmittel hat, und können so Ihren eigenen täglichen Ernährungsplan zusammenstellen.

Wählen Sie vor allem Lebensmittel mit einer geringen Energiedichte aus! Davon können Sie auch mehr essen – siehe das schon beschriebene Volumetrics-Prinzip (siehe Seite 50).

Wer ein Gefühl für die richtigen Portionsgrößen entwickelt ist dem Normalgewicht bereits ein Stück näher gekommen.

Portionsgrößen und Nährwertangaben

Lebensmittel	Gewicht in Gramm/ Übliche Portionsgrößen	Nährwert in kcal	Energiedichte kcal/Gramm
Kartoffeln ohne Schale, gekocht	150 g	135 kcal	0,7
Nudeln, gekocht	160 g	229 kcal	1,5
Reis, gekocht	150 g	161 kcal	1,1
1 Stück Tafel Schokolade	20 g	112 kcal	5,4
Salziges Knabbergebäck, etwa Kartoffelchips	30 g	161 kcal	5,5
Geflügel aus der Tiefkühltheke, etwa Putenbrust ohne Haut, gebraten	150–180 g	126 kcal	1,1
Fischfilet, etwa Lachs	150 g	356 kcal	1,3
1 Portion Frischwurst, etwa Lyoner	10–25 g	56 kcal	3,5
1 Portion Käse, etwa Emmentaler	40 g	151 kcal	3,8
1 Stück Kuchen, etwa Erdbeerkuchen	130 g	179 kcal	1,8
Vanilleeis, 1 Kugel	75 g	131 kcal	2,0
Gemüse aus der Tiefkühltheke als Beilage, etwa Brokkoli	200 g	74 kcal	0,3
Zucchini, gekocht	150 g	33 kcal	0,2
Gemischter Salat mit Essig und Öl	150 g	80 kcal	0,5
Obst, etwa Banane oder Apfel	150 g 200 g	140 kcal 130 kcal	1,0 0,5
Vollkornmüsli	40 g	139 kcal	3,1–4,4
Cornflakes	40 g	147 kcal	3,5
Schokoladenriegel, zum Beispiel Mars	35 g	157 kcal	5,6
Gewürzsauce, etwa Ketchup	20 g	20 kcal	1,1

GRUNDREGELN UND STRATEGIEN ZUM ABNEHMEN

Die Deutsche Gesellschaft für Ernährungsmedizin hat auf ihrer Webseite die zehn Regeln einer gesunden, ausgewogenen Ernährung veröffentlicht. Diese Ratschläge basieren auf den neuesten wissenschaftlichen Erkenntnissen und fördern nachgewiesenermaßen Ihre Gesundheit, Ihre Leistung und Ihr Wohlbefinden.

10 Regeln der Deutschen Gesellschaft für Ernährung e. V., Bonn
1. Lebensmittelvielfalt genießen
2. Gemüse und Obst – nimm 5 am Tag
3. Wenn möglich, Vollkorn wählen
4. Mit tierischen Lebensmitteln die Auswahl nur ergänzen
5. Gesundheitsfördernde Effekte nutzen
6. Zucker und Salz einsparen
7. Am besten Wasser trinken
8. Schonende Zubereitung der Lebensmittel, etwa dämpfen und garen
9. Achtsam essen und genießen
10. Auf das Gewicht achten und in Bewegung bleiben

Zudem gibt es noch weitere Maßnahmen, die Sie zu diesen zehn Regeln ergänzen können und die diese Regeln detaillierter ausgestalten. Im Folgenden sind sie erklärt.

Wasser als Getränk entdecken

Eine der Regeln besagt, dass man am besten Wasser trinkt. Das hat zum einen den Grund, dass Wasser wirklich gar keine Kalorien hat, zum anderen trägt Wasser, das kurz vor einer Mahlzeit getrunken wurde, zum Sättigungsgefühl bei. Dieser sättigende Effekt ist in wissenschaftlichen Arbeiten belegt. Allerdings tranken die Studienteilnehmer einen halben Liter Wasser, bevor sie aßen. Dies führte dann zu einer deutlich reduzierten Nahrungsaufnahme und einer um 200 kcal reduzierten Kalorienzufuhr.

So viel muss es nicht sein, aber grundsätzlich gilt: Trinken Sie vor Beginn jeder Hauptmahlzeit ein Glas Leitungswasser, der sättigende Effekt ist wissenschaftlich gesichert. Stilles Wasser lässt den Ghrelinspiegel weniger stark ansteigen als Sprudelwasser. Sie spüren demnach weniger Hunger. Daher ist stilles Wasser zu bevorzugen, am besten den Wasserbedarf über den Tag verteilt abdecken. 1,5 bis 2 Liter sind bei der Gewichtsreduktion ein Muss!

Gewusst wie

Alkoholmixgetränke enthalten neben der Kalorienbombe Alkohol auch noch reichlich Zucker. Sehen Sie Alkohol als Genussmittel, das Sie nur zu besonderen Anlässen konsumieren sollten.

Wenn Wasser aufgrund seines geringen Geschmackserlebnisses keine Lösung ist, versuchen Sie ungesüßten Tee oder als Minimalvariante kalorienfreie Getränke. Der Markt für diese Getränke ist inzwischen sehr groß. Bedenken Sie jedoch, dass die kalorienfreien Getränke einen hohen Anteil an Konservierungsstoffen oder sonstigen Zusätzen haben und dass die verwendeten Süßstoffe teilweise für das Körpergewicht und das Sättigungsgefühl ungünstig sind.

Der Effekt von Wasser simuliert nichts anderes als den der Suppe als Vorspeise, den wir Ihnen weiter vorne erklärt haben. Beim Thema trinken sei nochmals erwähnt: Fruchtsäfte und Alkohol sind wahre Kalorienbomben.

Vor allem in der kälteren Jahreszeit kann auch Tee eine gute Alternative sein. Der Genuss von schwarzem Tee kann klinischen Studien folgend das Körpergewicht günstig beeinflussen. Das liegt an den in schwarzem Tee enthaltenen Polyphenolen, die in unserem Stoffwechsel die Energieaufnahme aus dem Darm reduzieren und die sich günstig auf die Fettverbrennung auswirken. Der Effekt ist nicht so groß, dass Sie nur durch schwarzen Tee allein auf wundersame Weise abnehmen, aber wieso nicht auf wissenschaftliche Erkenntnisse bauen und jeden Tag eine Tasse schwarzen Tee zum Frühstück genießen? Um die besten Effekte zu erzielen, ungesüßt und ohne Milch, bitte.

Das richtige Fett wählen

Was Fette angeht, sollten Sie vollständig auf pflanzliche und hochwertige Fette umsteigen. Der Vorteil von pflanzlichen Fetten liegt in deren Zusammensetzung. Sie enthalten nämlich nur in Spuren Cholesterin (Stichwort »Gefäßverkalkung«) und dafür mehr günstige, lebensnotwendige Fettsäuren. Bedauerlicherweise nehmen wir in Deutschland pro Tag bis zu 90 Gramm reines Fett zu uns. Empfohlen sind maximal 70 Gramm am Tag. Unterschieden werden sichtbare von versteckten Fetten (etwa in Chips, Schokolade, Salami), unter die 70-Gramm-Regel fallen beide. Es lohnt daher immer ein Blick auf die Nährwertangaben auf den Verpackungen. Durch Zubereitungsmethoden wie Dämpfen und Garen – etwa ein Ei kochen, anstatt es als Spiegelei zu braten – können Sie einiges an Fett einsparen.

Proteine

Ein hoher Anteil an Protein im Essen verstärkt das Sättigungsgefühl und führt dadurch zu einer insgesamt geringeren Nahrungsaufnahme. Proband*innen nehmen besser ab, wenn sie zusätzlich zur kalorienreduzierten Kost Eier statt einen Bagel frühstücken. Letztendlich basiert auch die sogenannte Low-Carb-Diät auf diesem Prinzip: Dick machende Kohlenhydrate werden reduziert und sättigende Proteine betont.

Proteine spielen auch eine große Rolle beim sogenannten Snacking-Verhalten. Diese Zwischenmahlzeiten, die inzwischen überall, in jeder Cafeteria, beim Bäcker und anderswo angeboten werden, haben oftmals genauso viele Kalorien wie eine vollwertige Mahlzeit, werden jedoch zusätzlich zu den Hauptmahlzeiten gegessen. Achten Sie hierauf in Ihrem Ernährungstagebuch. Wenn Sie auf diese Zwischenmahlzeiten nicht verzichten möchten, dann wählen Sie lieber proteinreiche anstelle von zucker- und fettreichen Lebensmitteln. Es ist sinnvoller, zu einem proteinreichen Joghurt mit ein paar frischen Früchten zu greifen als zu einem Müsliriegel, Energieriegel oder Zuckergebäck. Wissenschaftler*innen konnten in diesem Zusammenhang belegen, dass Menschen, die nachmittags einen proteinreichen Joghurt aßen, beim anschließenden Abendessen 100 kcal weniger zu sich nahmen – ein weiteres starkes Argument für eher proteinreiche Lebensmittel. Vor allem Milchprodukte, die generell einen hohen Proteingehalt aufweisen, sind bei den Zwischenmahlzeiten zu bevorzugen.

Als Zwischenmahlzeiten eignen sich als kalorienarme Alternativen aber auch Rohkost oder kalte Gemüse. Denken Sie erneut an die Regel »5 Portionen Gemüse und Obst am Tag«.

Ballaststoffe

Eine ausreichende Ballaststoffzufuhr ist außerordentlich wichtig. Ballaststoffe sind komplex aufgebaute Kohlenhydrate, die vom Körper weder verdaut noch aufgenommen werden. Vereinfacht ausgedrückt bedeutet das, dass man viele Ballaststoffe zu sich nehmen kann, ohne dabei Kalorien aufzunehmen. Und dennoch machen sie satt, weil sie den Magen und Darm füllen, was zur Sättigung beiträgt. Als positive Nebeneffekte haben Ballaststoffe eine cholesterinsenkende Wirkung, reduzieren Herz-Kreislauf-Erkrankungen und senken den Blutzucker, um nur ein paar der zahlreichen Pluspunkte zu nennen. Diese Wirkungen beruhen

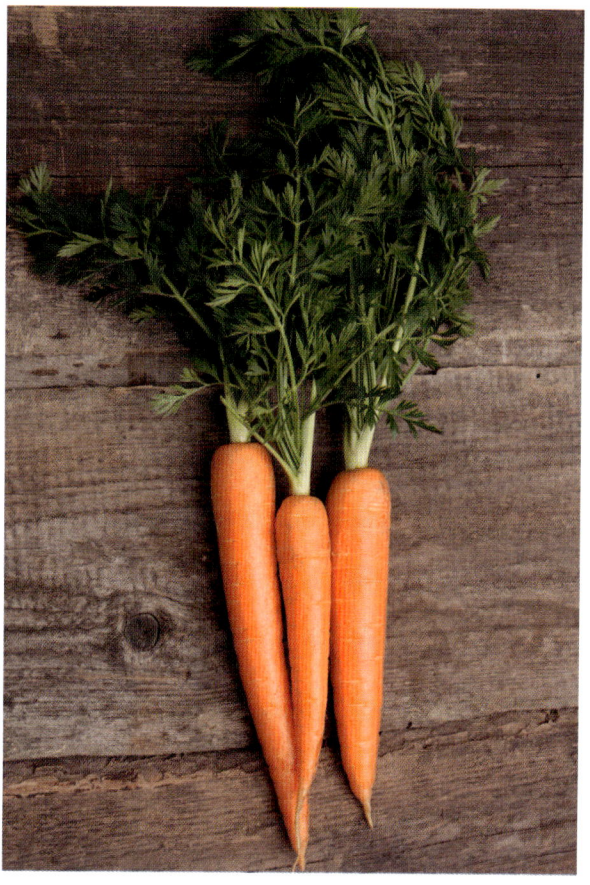

Um für Heißhungerattacken gewappnet zu sein, führen Sie am besten immer zwei bis drei Karotten mit sich – dann müssen Sie nicht zu kalorienreichen Kiosksnacks greifen.

vor allem darauf, dass der Magen weniger schnell entleert wird und im Darm Ballaststoffe zu günstigen kurzkettigen Fettsäuren umgebaut werden, was auch zu Sättigung führt. Ballaststoffhaltige Lebensmittel sind zum Beispiel Vollkornprodukte, Bohnen, Erbsen und die meisten Gemüsesorten. Es gibt eine Vielfalt von verschiedenen Ballaststoffen; die einen sind wasserlöslich, andere nicht. Gesichert gelten positive Effekte auf das Körpergewicht und den Gesundheitszustand.

Konjakwurzel – die Kunst, zu essen, ohne zuzunehmen

Eine interessante japanische Nudel (Shirataki-Nudel), die aus dem Mehl der Wurzel der Konjakpflanze (Amorphophallus konjac) hergestellt wird, besteht vor allem aus dem hochlöslichen Ballaststoff Glucomannan. Da Glucomannane von unserem Körper kaum verwertet werden, ist diese Nudel extrem kalorienarm und hat nachgewiesenermaßen gewichtsreduzierende Effekte. Die Wirkung ist so gut gesichert, dass diese Nudel laut der Europäischen Behörde für Lebensmittelsicherheit als einziges Lebensmittel sogar mit einer Gewichtsreduktion werben darf. Schnelle Sättigung durch Verlangsamung der Magenentleerung und reduzierte Fettaufnahme im Darm runden die günstigen Wirkungen ab. Shirataki-Nudeln schmecken gewöhnungsbedürftig, aber mit einer leckeren Sauce ist eine kalorienarme Mahlzeit perfekt zubereitbar.

In einer gewichtskontrollierten Ernährung sollten Shirataki-Nudeln regelmäßig auf dem Speiseplan stehen.

Essen oder trinken – auf jeden Fall achtsam

Häufig meinen wir, hungrig zu sein, haben aber eigentlich Durst, lediglich die Empfindung trügt uns. Mit festen Nahrungsmitteln kann zwar ein länger anhaltendes Sättigungsgefühl erreicht werden, denn schon der Kauvorgang trägt zum Sättigungsgefühl bei. Aber es gibt ein paar Dinge zu beachten, die mit der Konzentration beim Essen oder Trinken zu tun haben.

Das Thema Achtsamkeit werden wir später noch detailliert angehen. Es passt aber, hier die Regel des achtsamen Essens und Genießens zu erwähnen. Unser Gehirn kann zwar viele Dinge gleichzeitig machen, bei der Nahrungsaufnahme ist es jedoch so, dass Nahrung, die wir während einer anderen Tätigkeit zu uns nehmen, vom Gehirn nicht korrekt wahrgenommen wird. Das führt dazu, dass wir beim unachtsamen Essen mehr Nahrung zu uns nehmen, als wir benötigen, da kein Sättigungsgefühl entsteht. Da auch die Augen beziehungsweise das Sehen an der Regulation des Sättigungsgefühls beteiligt sind, entfällt auch dieser Teil, wenn wir beim Essen etwa auf einen Monitor schauen. Außerdem nehmen wir uns durch solches Verhalten die Chance, die verschiedenen Geschmackswahrnehmungen, die diverse Speisen auslösen, zu genießen. Wir berauben uns also des Gefühls der Belohnung und des Glücks.

Dass wir unser Gehirn überlisten können, hat eine spannende Studie mit einem kalorienarmen Milkshake gezeigt: Einer Gruppe wurde gesagt, dass der Milkshake viele Kalorien enthält und eine Belohnung ist, der anderen wurde gesagt, dass der Milkshake kalorienarm und gesund sei. Was, denken Sie, ist passiert? Bei der Gruppe, die den vermeintlich hochkalorischen und belohnenden Milkshake bekam, zeigten sich in der Gehirnaktivität die gleichen Sättigungssignale, als wenn es sich um ein wirklich hochkalorisches Nahrungsmittel gehandelt hätte. Wenn ich also denke, dass ein Lebensmittel mich belohnt, viele Kalorien hat und lecker ist, kann ich mein Sättigungsgefühl aktiv beeinflussen. Bei der anderen Gruppe stellte sich das Signal »satt« nicht ein.

SO WIRD'S GEMACHT

Jeden Bissen mindestens zehnmal kauen, denn Kauen ist wichtiger Bestandteil bei der Entstehung der Sättigung. Daher macht hastiges Herunterschlingen weniger satt.

Schon unsere Großmütter haben das instinktiv richtig gemacht: Gegessen wurde zusammen am Tisch, nicht im Stehen, man ließ sich Zeit, es musste gründlich gekaut werden und wer etwas Süßes essen wollte, tat dies direkt nach der Hauptmahlzeit und nicht mehrmals danach. Nur sprach damals noch niemand von Achtsamkeit.

Für Sie wichtig ist auch, dass das Abnehmprogramm nicht auf absoluten Verzicht setzt. Das wäre auch zu viel verlangt. Es ist nur entschei-

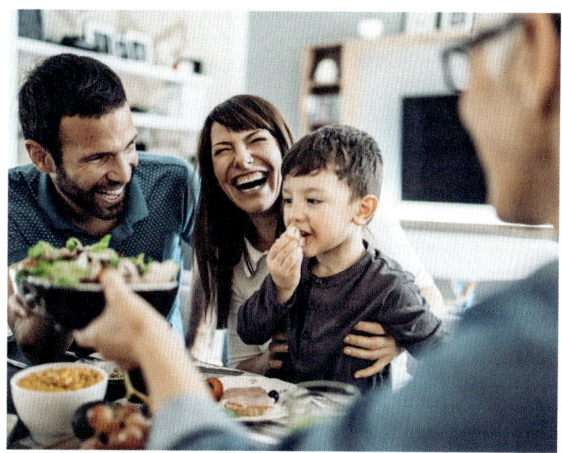

Zusammen zu essen ist nicht nur gut fürs Gemüt sondern fördert auch die Verdauung.

dend, das richtige Maß der nachhaltigen Reduktion zu finden. Im Prinzip können Sie alles essen, auf die Menge und richtige Zusammensetzung im Rahmen einer ausgewogenen Mischkost kommt es an. Gönnen Sie sich ruhig auch mal ein Stück Schokolade, genießen Sie es dann aber auch bewusst. Sie werden feststellen: Wenn Sie die Schokolade ganz langsam und bewusst auf der Zunge zergehen lassen und nicht nur nebenbei kontinuierlich naschen, wird sich das Verlangen danach langsam reduzieren und den Genuss erhöhen.

Was meine Großmutter immer gesagt hat
Setz dich zum Essen hin!
Iss kleine Portionen!
Lass dir ausreichend Zeit, iss achtsam und würdevoll!
Iss langsam und kaue ausreichend lange!
Mach nichts anderes, während du isst!
Achte darauf, genug zu trinken! 1,5 bis 2 Liter täglich!
Meide Alkohol und zu viel Kaffee!
Meide die vier »S«: stark gewürzte, salzige, süße, saure Lebensmittel!
Achte auf hochwertige Lebensmittel und hochwertige Fette und Öle!

Unkonventionelle Abnehmtipps

Aus unserer Recherche zum Abschluss noch einige »Fun Facts«, die kleinere wissenschaftliche Untersuchungen belegt haben. Probieren Sie einfach mal ein paar aus, vielleicht ist ja etwas für Sie dabei.

- Zugegebenermaßen ist Zartbitter- und Bitterschokolade nicht jedermanns Sache. Es gibt jedoch Hinweise, dass die enthaltene Stearinsäure den Appetit auf süße Sachen reduziert und zeitgleich das Sättigungsgefühl steigert.
- Kaffee, auch entkoffeinierter Kaffee, reduziert das Hungergefühl.
- Das neue Allheilmittel Ingwer, das in populären Kochshows immer wieder vorgestellt wird, in Pulverform, aufgelöst in Wasser zum Frühstück, sowie scharfe Gewürze, die Capsaicin (Paprika, Chili) enthalten, reduzieren das Hungergefühl.
- Benutzen Sie beim Essen einen kleineren Teller und eine größere Gabel. Sie fühlen sich dann schneller satt und die aufgeladenen Portionen werden kleiner.

- Kurkuma reduziert das Körpergewicht, da der darin enthaltene Wirkstoff Curcumin die Fettverbrennung anregt. Kurkuma und Curry (enthält Kurkuma) sollten regelmäßig verwendet werden.
- Eine Würzmischung aus Kurkuma, Meerrettichbaumblättern und Curryblättern zusätzlich zur Kalorienreduktion, Bewegungssteigerung und Essverhaltensänderung ermöglicht eine zusätzliche Gewichtsreduktion.

Strategien gegen Heißhunger und Fressattacken

Selbst wenn manche der folgenden Maßnahmen beim ersten Lesen zum Schmunzeln Anlass geben: Alle hier beschriebenen Maßnahmen sind wissenschaftlich belegt und in höchstem Maße wirksam. Heißhunger ist vor allem bei den Psychopharmaka eine unerwünschte Nebenwirkung, die zu einer ungünstigen, hochkalorischen Ernährungsweise führt. Heißhungerattacken steigern auch bei Menschen ohne Dickmacher-Medikamente den BMI und den Hüftumfang. Der erste Schritt, um Behandlungsstrategien zu entwickeln, ist es, Zeitpunkte der Attacke und die verzehrten Lebensmittel in einem Tagebuch zu erfassen.

Früher gab es Heißhungerattacken bei Menschen, die mangelernährt waren, die bei schwerem Eisenmangel tiefes Verlangen spürten, Kreide zu essen (Pica-Syndrom). Bekamen diese Menschen Eiseninfusionen, verschwand das Verlangen nach Kreide. Heißhunger hat daher nicht nur psychologische, sondern auch körperliche Ursachen.

Erfreulich ist, dass es verschiedene, gut untersuchte Strategien gibt, um mit Heißhungerattacken umzugehen. Eine Strategie ist das Imaginal Retraining (Neuausrichtung der Bilder).

Bildliche Vorstellungen aktivieren

Hierbei bestehen zwei Optionen. Bei der Aversionstechnik nimmt man sein Heißhunger-Lieblingsnahrungsmittel, beugt sich nach vorn (in der Körpersprache ein Zeichen von schlechter Stimmung) und beginnt, aktiv durch negative Gedanken Gefühle wie Bauchschmerzen oder Übelkeit hervorzurufen. Anschließend wird das Lebensmittel imaginär gegen die Wand oder auf den Boden geworfen.

Bei der Annäherungstechnik wird ein gesundes Lebensmittel (zum Beispiel Apfel) verwendet. Im aufrechten Stand (körpersprachlich ein Zeichen von guter Stimmung) wird das Lebensmittel hochgenommen und es werden aktiv positive Gedanken und Gefühle hervorgerufen, zum Beispiel guter Geruch, eine schöne Färbung und anderes mehr. Am besten werden diese positiven Gedanken mit einem anderen positiv besetzten Gegenstand oder Haustier kombiniert und der Apfel dann gestreichelt.

Imaginal Retraining ist einfach zu erlernen, Unterstützung durch einen professionellen Verhaltenstherapeuten ist oftmals hilfreich. Nicht nur bei Alkohol- und Nikotinmissbrauch, sondern auch bei Heißhungerattacken ist dies eine erfolgreiche Therapieform. Wissenschaftliche Langzeitdaten gibt es bisher leider keine. Wichtig ist wie bei jeder verhaltenstherapeutischen Maßnahme, dass man das Verfahren anfänglich mindestens zweimal täglich durchführt und so lange fortsetzt, bis die Gedanken und Gefühle wie von selbst ablaufen.

Eine weitere verhaltenstherapeutische Strategie ist, dass man sich vorstellt, das Lebensmittel, das man in der Heißhungerattacke unbedingt essen möchte, sei etwa von einem Hund abgeleckt worden. Hilfreich ist auch eine andere Vorstellung, die einen Widerwillen oder ein Ekelgefühl hervorzurufen vermag. Oder man stellt sich das Heißhungergetränk, zum Beispiel süße Cola, bildlich als acht Teelöffel Zucker vor.

Besser schlafen und weitere Ansätze

Eine weitere Strategie ist die verbesserte Schlafhygiene. Es ist erwiesen, dass ausreichender, erholsamer Schlaf Heißhungerattacken reduziert. Das liegt daran, dass sich ungesunde Ernährungsweise und nicht ausreichender Schlaf gegenseitig negativ beeinflussen.

Eine andere Strategie kann es sein, auch auf die Sättigung zu hören. Bekannt ist nämlich, dass Menschen, die sich zu den Hauptmahlzeiten wirklich satt essen, weniger Heißhungerattacken zwischen den Mahlzeiten verspüren. Beim Sattessen ist es wichtig, auf hochwertige Kohlenhydrate (Vollkorn) und eiweißreiche Nahrungsmittel zu achten.

Oder man putzt sich öfter die Zähne, da unser Körper erlernt hat, dass wir nach dem Zähneputzen meist nicht gleich wieder etwas essen möchten.

Wenn es Schokolade sein muss, dann nur ein kleines Stück abbrechen und die Schokolade anschließend gleich wieder wegpacken.

Des Weiteren kann man zuckerfreien Kaugummi kauen, dieser kann das Verlangen nach weiteren Lebensmitteln reduzieren.

Eine der wichtigsten Strategien zuletzt: Wenn Sie einkaufen, kaufen Sie Chips und Schokolade sowie andere Lebensmittel, die Sie in Ihrem Ernährungstagebuch wiederfinden, gar nicht erst ein. Denn etwas, das nicht im Vorratsschrank liegt, kann auch nicht gegessen werden. Achtsamkeit beginnt eben schon beim Einkaufen.

Die wichtigsten Alltagsstrategien gegen Heißhunger

Strategien	Wie sie funktionieren
Essenspausen von mindestens zwei Stunden	Das reduziert Heißhunger und begünstigt die Gewichtsabnahme; Snacking in Form von schnell resorbierbaren Lebensmitteln (etwa Schokoriegel) führt dagegen zu starken Blutzuckerschwankungen, die weitere Heißhungerattacken begünstigen
Warme Mahlzeiten	Sie sind häufig sättigender als eine »Brotzeit«
Nahrungsmittel mit hohem Sättigungswert bevorzugen	Proteinreiche Lebensmittel, Kartoffeln, Haferflocken, Hülsenfrüchte
Süßes direkt nach der Hauptmahlzeit essen, gerne eine Süßigkeit fest als Nachspeise einplanen	Dann ist der Insulinspiegel schon hoch, es entstehen keine zusätzlichen hungerfördernden Insulinspitzen
Süßes außer Sicht- und Reichweite räumen oder nicht einkaufen	Aus den Augen, aus dem Sinn
Zuckerfreie Kaugummis ausprobieren	Vorsicht, bei zu hoher Menge kann dies zu Durchfällen führen
Zähne putzen	Geschmackerlebnis nach dem Zähneputzen wird reduziert, außerdem möchte man nicht ständig Zähne putzen
Viel trinken, vor allem Wasser und ungesüßten Tee, warme Getränke bevorzugen	Sättigungsgefühl über die Magendehnung am besten vor dem Essen positiv beeinflussen; wenn es Limonade sein muss, dann bitte die kalorienfreie Variante
Die Hände sinnvoll beschäftigen	»Ablenkung« heißt das Zauberwort, eventuell die Aversionstechnik anwenden

MIT BEWEGUNG LÄUFT ES BESSER – BEWEG-GRÜNDE

Wie Sie mehr Bewegung in den Alltag integrieren können, haben Sie schon erfahren. In diesem Kapitel lesen Sie, warum Bewegung bei der Gewichtsreduktion so wichtig ist, was genau im Körper passiert und wie Sie den inneren Schweinehund überwinden können. Somit sind wir bei der dritten Säule angekommen.

Keine Angst, wir werden Ihnen nicht empfehlen, dass Sie zum Marathonläufer, Triathleten oder Leistungsschwimmer werden sollen. Die wissenschaftlich fundierten Programme zur erfolgreichen Gewichtsreduktion enthalten, wie schon gesagt, immer einen Anteil Bewegungstherapie, aber alles in machbaren Maßen. Das erfolgreiche Programm der AHEAD (Action for Health in Diabetes) empfiehlt ein Minimum von 150 Minuten Bewegung pro Woche, zum Beispiel durch flottes Spazierengehen. Heruntergerechnet sind das in etwa 30 Minuten an fünf Wochentagen, die Sie an der frischen Luft zügig gehend verbringen sollten. Das sollte Ihnen Ihre Gesundheit wert sein und ist ein wirklich erreichbares Ziel. Zum flotten Spazierengehen brauchen Sie keine Ausrüstung: keine speziellen Laufschuhe, kein Hightech-Mountainbike, keine Nordic-Walking-Stöcke, keine Badekleidung und keine teure Mitgliedschaft im Fitnessstudio. Sie können immer und überall einfach loslegen. Und Spazierengehen ist gelenkschonend und ungefährlich – sie werden weder Schmerzmedikamente noch orthopädische Operationen benötigen. Spazierengehen ist die idealste Bewegungsmöglichkeit. Natürlich können Sie, wenn Sie schon gute Erfahrungen mit anderen Ausdauersportarten wie Radfahren oder Schwimmen gemacht haben, diese in Ihr Bewegungsprogramm integrieren. Das bleibt ganz Ihnen überlassen. Wichtig ist nicht, was Sie tun, sondern dass Sie es tun.

SO WIRD'S GEMACHT

30 Minuten Spazierengehen entsprechen etwa 10 Minuten Joggen und verbrauchen etwa 100 kcal. Sie können immer und überall damit anfangen.

Der Rundum-Gesundheitseffekt

Zugegebenermaßen hat Bewegung keinen so großen Anteil an der Gewichtsreduktion wie das Einsparen von Kalorien, jedoch wissen wir heute, dass Bewegung eine sehr große Rolle beim Gewichthalten spielt. Auch wenn mehr noch besser wäre, sind bei Übergewichtigen, die sich mindestens 150 Minuten pro Woche bewegen, die günstigen Effekte der Bewegung gut erkennbar: Gewichtsreduktion, Reduktion des kardiovaskulären Risikos, also weniger Schlaganfälle oder Herzinfarkte, Reduktion des Krebsrisikos. Zusätzlich ist Bewegung auch die beste Osteoporose-Prophylaxe, da unsere Knochen Bewegung brauchen, um stabil zu bleiben. Mit 150 Minuten Bewegung pro Woche wirkt Ihr Insulin auf Zellebene besser, die Blutfette werden gesenkt, das Thromboserisiko und der Blutdruck sinken. Sowohl das sehr ungünstige Bauchfett als auch das Fett in der Leber bauen sich ab, und dadurch sinkt auch das Risiko einer Leberzirrhose. Das wissen viele Übergewichtige nämlich nicht. In den Vereinigten Staaten von Amerika hat die Fettleber als Ursache einer Leberzirrhose den Alkoholmissbrauch als Ursache schon überholt. In Deutschland wird dies auch bald der Fall sein.

Nicht zu vergessen: Regelmäßige Bewegung verbessert sowohl bei jungen als auch bei älteren Betroffenen die geistigen Fähigkeiten. Zudem wird der Schlaf verbessert, Stress und Angstzustände werden reduziert und auch die Stimmung wird fröhlicher. Studien belegen, dass ältere Menschen, die sich regelmäßig bewegen, weniger stürzen.

An all dem erkennen Sie, dass regelmäßige Bewegung unglaublich viele Vorteile bietet. Starten Sie am besten noch heute damit! Der menschliche Körper ist übrigens für 15 Kilometer Gehen pro Tag konzipiert.

Einfaches Krafttraining zur Ergänzung

In vielen wissenschaftlich untersuchten Abnehmprogrammen wird eine Kombination aus dem sogenannten Kardiotraining und Krafttraining (Workout) empfohlen, da diese Kombination zu noch besseren Resultaten führt. Zunächst beginnen diese Programme mit dem flotten Spazierengehen als Kardiotraining. Wenn Sie das gut in Ihren Alltag integriert haben, können Sie zusätzlich 10 bis 15 Minuten Krafttraining, drei- bis viermal pro Woche, ergänzen. Ausreichende Vorschläge für das Krafttraining sind zehn Kniebeugen, zehn Liegestütze, ein

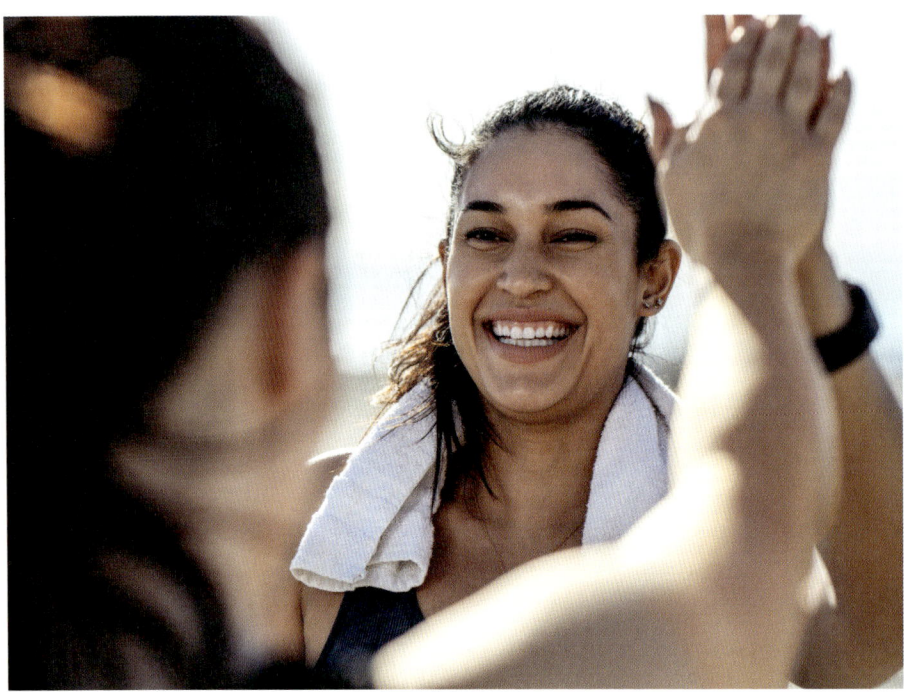

Bewegung heißt nicht unerreichbarer Marathonlauf, sondern vernünftiges, moderates Ausdauertraining am besten in Kombination mit etwas Krafttraining.

paar Bauchmuskelübungen gegen die Schwerkraft und die Yoga-Planke über 60 Sekunden. Auch das ist im Grunde gut daheim zu schaffen.

Ein einfaches Krafttraining, nur gegen die Schwerkraft des eigenen Körpergewichts, ist also zum Einstieg völlig ausreichend. Wichtig ist, dass Sie während der Übungen einen Pulsmesser tragen, um nicht über Ihre Zielherzfrequenz (siehe Seite 169) hinauszuschießen. Beginnen Sie Ihr Krafttraining langsam mit nur ein oder zwei Übungen, die Ausdauer stellt sich bald ganz von allein ein.

Tabata-Training: 4-Minuten-Krafttraining für die Motivierteren

Für die Motivierteren unter Ihnen empfehlen wir alternativ das Tabata-Training, eine Variante des Intervalltrainings mit erhöhter Frequenz. Tabata-Training ermöglicht eine stärkere Fettverbrennung und verbessert die Körperzusammensetzung. Es wird hauptsächlich bei Hochleistungssportlern zur Leistungssteigerung eingesetzt, kann aber – moderat angewendet – auch dem sportlichen Laien Freude bereiten. Das Internet ist voll mit verschiedensten Anleitungen, Übungen und Fitnessgeräten zu dieser Art von Training. Auf der Website der Techniker Krankenkasse finden Sie eine gute Anleitung, den Link dazu finden Sie im Anhang.

Das Tabata-Training besteht aus Intervallen starker Belastung, die sich mit kurzen Pausen abwechseln. Insgesamt setzt sich ein Zyklus aus acht Intervallen von jeweils 20 Sekunden Belastung (zum Beispiel Crunches, Mountain Climber, Burpees, Liegestütz) gefolgt von 10 Sekunden Pause zusammen. Die Übungen in diesen insgesamt vier Minuten können variieren, je nachdem, welche Körperregion Sie besonders trainieren möchten. Um Sie weiter zu motivieren, bieten viele Musikstreamingdienste Tabata-Playlists an, die quasi den Timer für die Intervalle schon eingebaut haben – so müssen Sie nicht ständig auf die Uhr sehen. Wir empfehlen Ihnen dieses Training aber nur, wenn Sie ohnehin schon viel Sport treiben und eine gewisse Fitness und Ausdauer mitbringen. Sollten Sie sich für diese aktive Art der Bewegung entscheiden, ohne sportlich geübt zu sein, dann zunächst mit professioneller Anleitung, um Fehler und Überanstrengung zu vermeiden.

Wie überwinde ich meinen inneren Schweinehund?

Eine sehr gute Strategie, die nachgewiesenermaßen die regelmäßige Bewegung fördert, sind Schrittzähler, die es mechanisch, digital oder als App gibt. Viele Mobiltelefone haben den Schrittzähler schon vorinstalliert, sehen Sie mal nach, ansonsten finden Sie im Anhang eine Liste mit den gängigsten Schrittzählern. Einen solchen Schrittzähler empfehlen wir Ihnen, da der psychologische Effekt, nach einem flotten Spaziergang gleich zu sehen, was man geleistet hat, nicht zu unterschätzen ist. Auf der Waage sehen Sie Ihre Erfolge erst nach ein bis zwei Wochen, auf dem Schrittzähler sofort.

Eine weitere Strategie ist es, sich vorab die geeignetsten Zeiten und Wochentage für Ihr Bewegungsprogramm auszuwählen. Dann kommt Ihnen nichts dazwischen und Sie haben auch keine Ausrede, sich nicht zu bewegen. Reservieren Sie diese Zeiten in Ihrem Kalender. Finden Sie heraus, zu welcher Tageszeit Ihre Motivation für das Bewegungsprogramm am höchsten ist, und planen Sie es in diesen Zeiten.

Vermeiden Sie es, mit vollem Bauch zu trainieren, das macht keinen Spaß und verleidet Ihnen die Bewegung. Und vor allem: Beginnen Sie Ihr Bewegungsprogramm langsam. Wenn Sie in den ersten Wochen nicht die Zeitvorgabe von 150 Minuten pro Woche erreichen, ist das überhaupt nicht schlimm. Man nennt dieses anfängliche Darangewöhnen die Konditionierungsphase, denn auch regelmäßige Bewegung muss geübt werden. Nach einer gewissen Zeit, manchmal sind es Wochen, manchmal auch vier bis fünf Monate, werden sich die guten Effekte des Trainings bei Ihnen bemerkbar machen, und dann wird der Punkt kommen, an dem Sie sich gar nicht mehr vorstellen können, auf das Sportprogramm zu verzichten. Dies wird die Verbesserungsphase genannt. Seien Sie geduldig und achtsam zu sich selbst. Aus klinischen Studien wissen wir, dass sich der Erfolg mit Sicherheit einstellen wird – auch bei Ihnen.

Die Fitness erhalten

Die Phase der Erhaltung setzt ungefähr nach sechs Monaten ein. Dann haben Sie ein Fitnesslevel erreicht, das es zu halten gilt, und zwar – wie immer im Leben – mit regelmäßigem Üben. Das wird Ihnen leichtfallen, weil Sie nun die positiven Effekte wie Gewichtsreduktion, vergrößertes Atemvolumen, längere Ausdauer, mehr Kraft und natürlich die bessere Stimmung und den erholsameren Schlaf nicht mehr aufgeben möchten.

Als weitere gute Erhaltungsstrategie hat sich erwiesen, sich zum Bewegungsprogramm mit einem/einer Freund*in oder Partner*in zu verabreden. Denn mit zusätzlicher Verpflichtung fällt es leichter, den inneren Schweinehund zu überwinden.

Manche Menschen sind auch noch mit über 80 Jahren fit wie ein Turnschuh. Wenn man sie fragt, was ihr Geheimnis ist, ähneln sich die Antworten sehr. »Ich fahre alle Strecken mit dem Fahrrad, da ich kein Auto habe«, »Ich gehe jeden Tag mit dem Hund spazieren«, »Morgens mache ich meine Sportübungen, die ich schon in der Schule gelernt habe«, »Mein Mann und ich gehen regelmäßig im Sportverein tanzen«, »Ich gehe einmal die Woche schwimmen und gönne mir danach noch einen Saunagang«. Sie sehen, es erscheint nicht viel, was bis ins hohe Alter fitte Menschen berichten, aber es ist eben der Schlüssel zu einem langen, gesunden und vitalen Leben. Und Sie können das auch!

Aerob oder anaerob trainieren?

Was ist nun der Unterschied zwischen Krafttraining und flottem Spazierengehen? Sicher haben Sie schon einmal die Begriffe »aerobes« und »anaerobes Training« gehört. Hinter aerobem Training verbirgt sich Bewegung, bei der der Körper seine Energie aus Fetten und Kohlenhydraten mithilfe von Sauerstoff gewinnt. Dies findet vor allem bei Bewegungen mit geringem Kraftaufwand und hoher Wiederholungsfrequenz statt. Das heißt auch, dass der Puls über eine längere Zeit im niedrigen Bereich bleibt. Beim anaeroben Training hingegen werden Kohlenhydrate ohne Sauerstoff über die sogenannte Milchsäuregärung in Energie umgewandelt, dabei fällt Milchsäure an. Fett wird hierbei nicht umgewandelt, denn dazu braucht der Körper zwingend Sauerstoff. Das anaerobe Training wird zum Muskelaufbau eingesetzt. Beim Ziel »Abnehmen« ist also ein aerobes Training im unteren Pulsbereich, also flottes Spazierengehen, angesagt.

Allerdings kann unser Körper nicht komplett zwischen aerobem und anaerobem Training trennen. Der Körper kombiniert beides, vor allem beim Ausdauertraining wie Laufen, Schwimmen und Radfahren. Auch bei anderen, anstrengenderen Sportarten wird Fett verbrannt, aber bei einer lockeren und länger dauernden Trainingseinheit wird relativ mehr Fett verstoffwechselt.

Um zu erfahren, wann der Körper mit der anaeroben Energiegewinnung beginnt, kann man in einer sportärztlichen Praxis eine Laktatmessung im Blut vornehmen lassen, das machen in der Regel aber nur Leistungssportler zur Trainingskontrolle. Für Abnehmwillige ist aber die Abschätzung der maximalen Herzfrequenz ausreichend. Die Faustformel hierbei lautet: 220 minus Lebensalter – einen höheren Puls sollten Sie nicht anstreben. Im aeroben Herzfrequenzbereich bewegen Sie sich bei 60 bis 70 Prozent der maximalen Herzfrequenz. Ab diesem Puls geht der Körper in den sogenannten Fettverbrennungsmodus über. Manche Sportmediziner bezeichnen diese Herzfrequenz auch als Plaudertempo, denn man kann sich während der Bewegung noch gut unterhalten. Möchten Sie zusätzlich Ihre Ausdauer trainieren, sollte Ihre Herzfrequenz im Bereich von 70 bis 80 Prozent des maximalen Herzschlags liegen.

Beispielrechnung: Sie sind 40 Jahre alt, Ihre maximale Herzfrequenz beträgt somit 180 Schläge pro Minute, Ihr aerober Trainingsbereich (Fettverbrennungsmodus) liegt bei einem Herzschlag zwischen 108 und 126 Schlägen pro Minute Mit flottem Spazierengehen liegen Sie da bestimmt richtig.

STRESSREDUKTION UND ENTSPANNUNGSÜBUNGEN

Stress ist ein Auslöser von ungesundem Essverhalten und daraus resultierendem Übergewicht, vor allem in Kombination mit den vielen Gründen für Übergewicht, die Sie im ersten Kapitel kennengelernt haben. Da wir in diesem Buch einen ganzheitlichen Ansatz verfolgen, darf das Thema Stressreduktion nicht fehlen. Es gibt sehr viele Untersuchungen, die den positiven Effekt einer Stressminderung beim Abnehmen gezeigt haben. Abnehmen und die damit verbundene Kalorienreduktion sind für sich genommen schon ein Stressfaktor, daher liegt es auf der Hand, Strategien zu erarbeiten, um sich stressfrei entspannen zu können.

Die bewährteste Methode

Die am besten untersuchte Methode hierfür ist die progressive Muskelrelaxation (PMR) nach Jacobson. PMR wird vor allem bei Verspannungen, Schmerzsyndromen, Verringerung psychosomatischer Anzeichen einer Nervosität, wie zum Beispiel schneller Herzschlag, starkem Schwitzen oder Kopfschmerzen, aber auch bei Angsterkrankungen, Schizophrenie oder anderen psychischen Erkrankungen wie Schlafstörungen sehr erfolgreich eingesetzt. PMR führt nachweislich zu einer Senkung des Blutdrucks und der Herzfrequenz und verlangsamt sogar die Darmtätigkeit. Bisher hat die PMR noch nicht die generelle Empfehlung als Gewichtsreduktionstherapie erhalten. Der wissenschaftliche Kenntnisstand ist aber exzellent und Studien belegen die Reduktion des BMI und des Hüft-Taillen-Umfangs sogar ohne zusätzliche Diäten oder Bewegungsprogramme. Natürlich gibt es noch weitere Methoden, um zu entspannen, etwa autogenes Training oder Atemmeditation im Rahmen der MBSR (Mindful-based Stress Reduction), diese sind jedoch im Rahmen einer Gewichtsreduktion noch nicht so gut untersucht.

Da Verhaltensänderungen einen großen Anteil beim Abnehmen haben, gehört PMR als fester Bestandteil dazu.

Die Muskelentspannung nach Jacobson

Die Methode existiert seit etwa 100 Jahren und wurde vom amerikanischen Arzt Edmund Jacobson an der Harvard-Universität entwickelt. Er ging damals davon aus, dass die gezielte An- und Entspannung bestimmter Muskelgruppen letztendlich zu einem Zustand tiefer Entspannung des ganzen Körpers führt. Jacobson hatte entdeckt, dass sich die Muskelanspannung, der sogenannte Muskeltonus, bei negativen Gefühlen wie Angst oder Unruhe erhöht. Er ging davon aus, dass sich dieser Effekt durch eine bewusste Entspannung umkehren lässt. In der ursprünglichen Form waren 50 Sitzungen notwendig, um die Methode zu erlernen. Die Methodik der PMR wurde aber weiterentwickelt und enthält heute nur noch eine geringere Anzahl an Muskelgruppen, die bewusst angespannt werden.

PMR ist sehr leicht zu erlernen, man benötigt nur einen ruhigen Ort und eine Anleitung in Form einer Audioaufnahme (CD, MP3). Die gängigen Streaminganbieter haben Audioaufnahmen im Angebot. Zahlreiche Krankenkassen bieten kostenlose MP3-Downloads auf ihren Webseiten an, siehe Link im Anhang. Suchen Sie sich eine Anleitung aus, bei der Ihnen die Stimme des Sprechers oder der Sprecherin am angenehmsten erscheint. Probieren Sie verschiedene Aufnahmen aus und laden Sie sich eine Version auf Ihr Smartphone, so können Sie immer und überall entspannen.

Bei der PMR ist anzumerken, dass sich der Effekt im Unterschied zu anderen Entspannungsübungen wie der achtsamkeitsbasierten Stressreduktion oder dem autogenen Training schneller einstellt. Viele Nutzer*innen verspüren bereits nach wenigen Anwendungen eine Stressreduktion, bei manchen dauert es bis zu einem Monat. Wie bei allen Maßnahmen ist das regelmäßige Üben Grundvoraussetzung für den Erfolg. Wenn Sie nach einer gewissen Zeit die Übungen integriert haben, können Sie auf die Kurzversion, die sich auf jeder CD befindet, umsteigen und sich innerhalb von wenigen Minuten entspannen. Menschen mit akuter Psychose und Menschen mit einer akuten Migräneattacke sollten die PMR nicht anwenden, ansonsten gibt es keine Einschränkungen.

Wenn Sie zu Beginn lieber einen Kurs machen wollen, bieten die meisten Volkshochschulen und Krankenkassen solche Kurse an oder übernehmen teilweise die Kosten. Fragen Sie bei Ihrer Krankenkasse einfach nach.

Eine Anleitung für eine Kurzversion finden Sie im Folgenden. Vielleicht möchten Sie sogar Ihre eigene Stimme mit dem Smartphone aufnehmen, auch das ist möglich. Ob die Entspannung mit der eigenen Stimme besser funktioniert? Probieren Sie es einfach aus.

Progressive Muskelentspannung – Einführung

Bei der PMR werden nacheinander immer die gleichen Muskelpartien aktiv angespannt, die Reihenfolge ist festgelegt. Nach der Anspannung erfolgt eine bewusste Entspannung und Sie fokussieren Ihre Gedanken auf den Unterschied zwischen Anspannung und Entspannung und wie sich das anfühlt. Dadurch erlernen Sie, aktiv zu entspannen und zu erkennen, wenn Sie angespannt sind. Das führt dazu, dass Sie in Zeiten von akutem Stress selbstständig die Möglichkeit haben, das Stressniveau zu reduzieren.

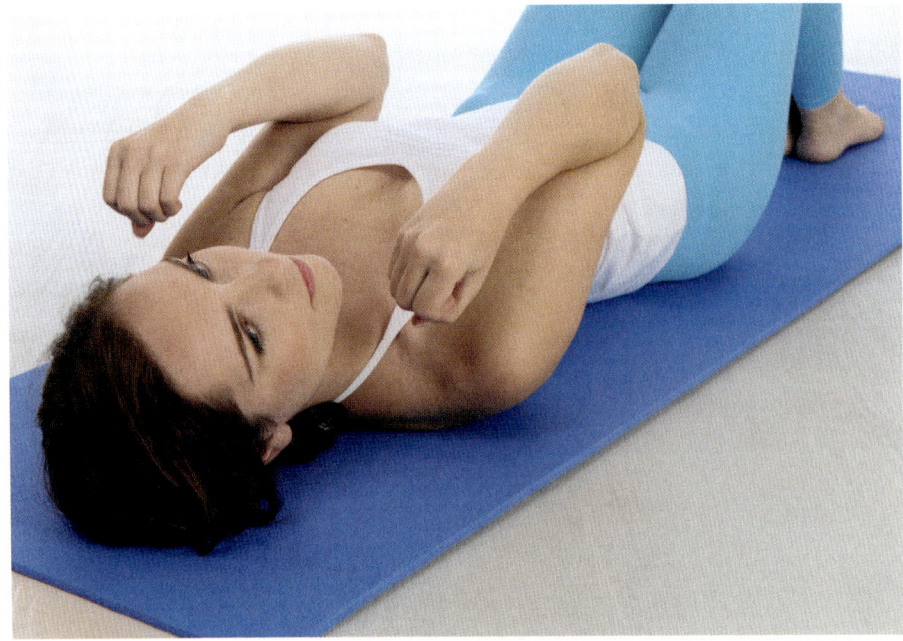

Der einfache und zuverlässige Weg zur Entspannung

Als Einstieg empfehlen wir Ihnen die ersten Male die Langform einer PMR, die etwa 40 bis 45 Minuten dauert. Alle Formate beginnen mit einer solchen Langform, um diese Methode auch wirklich gut zu erlernen. Wenn Sie die ersten Effekte spüren, können Sie zur Kurzform, die nur noch etwa 20 Minuten dauert, übergehen. Es gibt für die weit Fortgeschrittenen auch Versionen, die nur 10 bis 15 Minuten dauern. Sie sollten selbst entscheiden, ob Ihnen dieser Zeitraum ausreicht, um sich wirklich ausreichend tief zu entspannen.

Progressive Muskelentspannung Kurzform: Jeder neue Absatz bedeutet eine kurze Pause von circa 5 Sekunden.

- *Begeben Sie sich in einen ruhigen Raum und nehmen Sie eine angenehme Sitz- oder Liegehaltung ein. Beseitigen Sie alles Störende. Schließen Sie die Augen und nehmen Sie ein paar ruhige, tiefe Atemzüge. Spannen Sie im Folgenden die angegebenen Muskelgruppen für etwa 5 Sekunden immer nur so stark an, dass Sie ein leichtes Ziehen verspüren und dabei nicht verkrampfen. Machen Sie sich nach jedem Loslassen anschließend das Gefühl der Entspannung bewusst und genießen Sie es.*
- *Richten Sie nun Ihre Aufmerksamkeit auf die rechte Hand, den rechten Unterarm und den rechten Oberarm. Spannen Sie den gesamten rechten Arm an, indem Sie eine Faust machen, den Ellenbogen beugen und die Muskeln des gesamten rechten Arms anspannen. Tun Sie das jetzt.*
- *Wie fühlt sich das an? Halten Sie die Anspannung und achten Sie einen Moment auf das Gefühl der Anspannung. Beim nächsten Ausatmen entspannen Sie Ihre Muskeln und werden wieder ganz weich und entspannt.*
- *Fühlen Sie den Unterschied zwischen der Anspannung zuvor und der Entspannung jetzt. Achten Sie darauf, wie sich das Gefühl der Entspannung in allen Muskeln ausbreitet, im Oberarm, im Unterarm, in der Hand bis in die Finger.*
- *Sollten Ihre Gedanken abschweifen, so nehmen Sie das lediglich zur Kenntnis, bewerten Sie es nicht und kommen Sie mit Ihrer Aufmerksamkeit zur besprochenen Muskelgruppe zurück.*
- *Richten Sie Ihre Aufmerksamkeit nun auf den linken Arm.*
- *Spannen Sie den gesamten linken Arm an, indem Sie eine Faust machen, den Ellenbogen beugen und die Muskeln des gesamten linken Armes anspannen. Tun Sie das jetzt.*
- *Halten Sie die Anspannung und achten Sie einen Moment auf das Gefühl der Anspannung in Hand, Unterarm und Oberarm. Beim nächsten Ausatmen entspannen Sie Ihre Muskeln, werden wieder ganz weich und entspannt. Wie fühlt sich das an?*
- *Fühlen Sie den Unterschied zwischen der Anspannung vorher und der Entspannung jetzt.*

- *Kommen Sie mit Ihrer Aufmerksamkeit nun zu Ihrem Gesicht. Spannen Sie die Stirn- und Augenmuskeln an, indem Sie die Stirn in Falten legen, die Augen zusammenkneifen und die Nase rümpfen, gehen Sie nun tiefer in die Anspannung. Pressen Sie Ihre Zähne aufeinander und ziehen Sie Ihre Mundwinkel nach oben. Machen Sie das jetzt.*
- *Halten Sie die Spannung für ein paar Sekunden. Mit dem nächsten Ausatmen entspannen Sie die Muskeln von Stirn, Augen und Nase, Mund und Lippen. Sie werden wieder ganz weich und entspannt. Wie fühlt sich das an? Spüren Sie das angenehme Gefühl der Entspannung. Ihre Muskeln sind ganz weich und entspannt.*
- *Richten Sie Ihre Aufmerksamkeit nun auf Ihre Schultern. Ziehen Sie beide Schultern in Richtung Ohren und halten Sie die Anspannung für ein paar Sekunden. Machen Sie das jetzt.*
- *Beim nächsten Ausatmen entspannen Sie Ihre Schultern und werden wieder ganz weich. Wie fühlt sich das an? Spüren Sie, wie mit dem Nachlassen der Anspannung ein Gefühl von Entspannung eintritt.*
- *Richten Sie Ihre Aufmerksamkeit nun auf Ihren Rücken. Spüren Sie Ihren Rücken von der Halswirbelsäule über die Brustwirbelsäule bis zur Lendenwirbelsäule. Ziehen Sie nun Ihre Schulterblätter nach hinten unten, merken Sie, wie dadurch ein leichtes Hohlkreuz entsteht, und halten Sie die Anspannung für einige Sekunden. Tun Sie das jetzt. Nehmen Sie die Anspannung wahr.*
- *Beim nächsten Ausatmen entspannen Sie Ihre Schulterblätter und genießen die Entspannung. Wie fühlt sich das an? Spüren Sie nach, wie sich Ihr gesamter Rücken warm und entspannt anfühlt.*
- *Wandern Sie mit Ihrer Aufmerksamkeit nun zum Bauch. Spannen Sie den Bauch an, indem Sie Ihren Bauch dick machen, aber ruhig weiteratmen. Machen Sie das jetzt.*
- *Entspannen Sie den Bauch beim nächsten Ausatmen und fühlen Sie, wie Ihr Bauch wieder weich und ganz locker wird. Spüren Sie das angenehme Gefühl der Entspannung.*
- *Richten Sie Ihre Aufmerksamkeit nun auf Ihr Gesäß und Ihre Beine. Spannen Sie Ihre Gesäßmuskeln und Oberschenkel an, indem Sie beide Beine auf die Unterlage drücken. Machen Sie das jetzt. Halten Sie die Anspannung für einen Moment.*
- *Beim nächsten Ausatmen lassen Sie wieder ganz locker und spüren das angenehme Gefühl der Entspannung.*
- *Wandern Sie mit Ihrer Aufmerksamkeit nun zu den Unterschenkeln und Füßen. Wie fühlen sie sich an? Spannen Sie die Unterschenkel an, indem Sie die Fußspitzen nach oben ziehen. Machen Sie das jetzt. Spüren Sie die Anspannung im Schienbein und Wadenbein.*
- *Beim nächsten Ausatmen lassen Sie wieder los und spüren, wie sich Ihre Muskulatur lockert und entspannt.*

- *Bleiben Sie nun noch für ein paar Minuten in Ihrer Sitz- oder Liegeposition und gehen Sie noch etwas tiefer in die Entspannung, indem Sie Ihren Atem länger werden lassen. Atmen Sie ein und ganz langsam wieder aus.*
- *Einatmen und ganz langsam wieder ausatmen.*
- *Einatmen und ganz langsam wieder ausatmen.*
- *Genießen Sie das Gefühl der Entspannung. Sie sind nun ganz entspannt.*
- *Kommen Sie nun langsam wieder zurück, indem Sie Ihre Füße hin und her bewegen, die Handgelenke kreisen lassen, sich anschließend strecken und recken und nach ein paar Atemzügen die Augen wieder öffnen. Sie sind nun wieder ganz mit Ihrer Aufmerksamkeit im Hier und Jetzt.*

Positive Psychologie

Während Ihrer Zeit des Abnehmens sollten Sie auch darauf achten, sich immer wieder Freiräume für schöne Erlebnisse zu schaffen, sich aus dem sogenannten Autopilot-Modus selbstständig zu befreien: das Essen und auch Bewegung achtsam und sehr bewusst zu genießen, sich hin und wieder mit einem Kinobesuch, einem spannenden Buch oder auch sozialen Kontakten zu belohnen. Seien Sie freundlich zu sich selbst und Ihrem Körper, Sie haben nur einen. Wir wissen, dass Stress viele negative Folgen auf das Essverhalten hat. Aus diesem Grund ist es wichtig, auch die folgenden Anleitungen zur sogenannten Psychohygiene aufmerksam durchzulesen. Vielleicht wissen Sie ja schon, wo Ihre Stressoren, Ihre Stressauslöser, liegen, vielleicht wissen Sie es aber noch nicht. Sind Sie unzufrieden mit Ihrem Arbeitsplatz, haben finanzielle Sorgen oder können zum Beispiel nie Nein sagen? Oder haben Sie in der Vergangenheit Trennungen und Trauer erleben müssen? Schreiben Sie das auf; es ist der erste Schritt, um Auswege zu ermöglichen. Beantworten Sie sich ehrlich die Frage »Was könnte bei der Bewältigung der alltäglichen und nicht ganz so alltäglichen Herausforderungen helfen?«.

Psychohygiene

Das Konzept der Psychohygiene gibt es schon seit über 100 Jahren. Eigentlich ist es die Lehre vom Schutz und der Wiederherstellung der eigenen psychischen Gesundheit. Zunächst ging es bei der Psychohygiene darum, psychisch Kranken

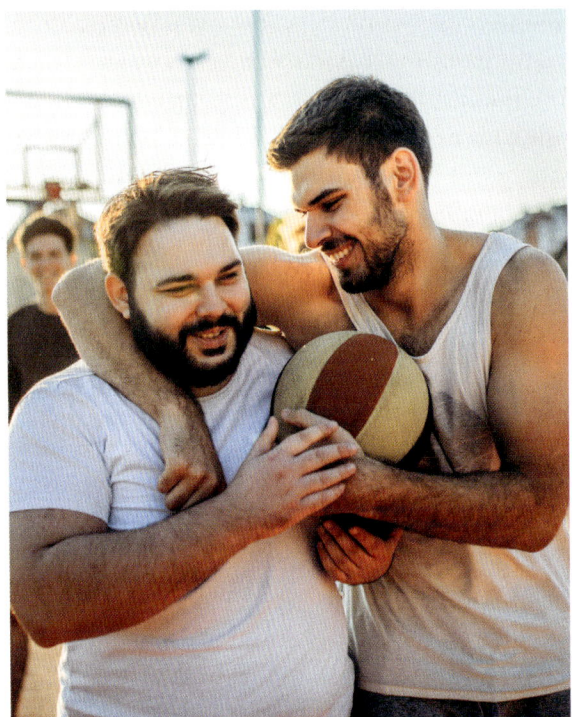

Erfolge beim Abnehmen oder Gewichthalten? Würdigen Sie Ihre Leistungen mit kleineren oder auch größeren Belohnungen.

zu helfen. Heute geht es vor allem darum, niederschwellige Angebote für Hilfsbedürftige, aber auch für Gesunde in der Gesellschaft zu implementieren.

Wenn wir an körperliche Erkrankungen wie zum Beispiel Bluthochdruck oder Diabetes denken, beginnen wir die Therapie mit einer präventiven Maßnahme, zum Beispiel Blutdrucktabletten oder einer zuckerreduzierten Ernährung. Dieses Vorgehen wollen wir auch auf unsere geistige Gesundheit übertragen. Unsere psychische Gesundheit sollte einen viel größeren Stellenwert erhalten, denn wenn die Seele erkrankt, sind die Konsequenzen um einiges größer als ein Loch im Zahn, wenn wir das tägliche Zähneputzen vergessen. Stressreduktion, gesunde und ausgewogene Ernährung sowie Bewegung sind die ersten Schritte, um mental gesund zu bleiben. Bekannt ist, dass psychisch gesunde Menschen erfolgreicher bei dem sind, was sie tun und was sie erreichen wollen. Zudem sind sie gelassener und können mit schwierigen Lebenssituationen besser umgehen. Bin ich also mental gesünder, kann ich meine selbst gesteckten Ziele besser umsetzen, weil ich widerstandsfähiger (resilienter) bin.

Der Weg zur psychischen Widerstandskraft

Drei Schritte gehören dazu, um die psychische Widerstandskraft zu stärken:

1. Achtsamkeit: Spüren Sie negative Gedanken und Gefühle auf, analysieren Sie sie und halten Sie die Erkenntnisse am besten in einem Tagebuch fest.

2. Bewertung der Gedanken: War das negative Gefühl, der negative Gedanke berechtigt oder unberechtigt und war er sinnvoll?
3. Prävention: Notieren Sie sich jeden Tag mindestens eine positive Sache, Begebenheit, ein positives Gefühl in Ihr Tagebuch und schlagen Sie darin immer wieder nach und lesen Sie Ihre positiven Gedanken erneut.

Um Ihrer Motivation zur Verhaltensänderung noch einen weiteren Schub zu geben, haben wir im Folgenden den Fragebogen der Mental Health Association of America (MHA) eingefügt. Wir empfehlen Ihnen, diesen Fragebogen genau zu lesen und schriftlich zu beantworten, damit Sie in Zeiten, in denen Sie wieder in alte Verhaltensmuster zurückfallen, auf Ihre eigenen Antworten zurückgreifen können.

Die MHA hat übrigens viele Programme für verschiedene Lebenssituationen entwickelt, um Menschen, die etwas an ihrer aktuellen Situation ändern und verbessern möchten, zu helfen. Bevor Sie also starten, Ihre Ernährung umzustellen, beantworten Sie zunächst einmal die folgenden Fragen schriftlich:

1. Was möchten Sie an Ihrer Ernährung umstellen?
2. Was sind die negativen Effekte Ihrer derzeitigen Ernährung?
3. Steht dieses Ernährungsverhalten im Gegensatz zu dem, was Sie eigentlich möchten?
4. Wenn Sie jetzt etwas ändern, wie würde sich Ihr Leben verbessern?
5. Was hat Ihnen in der Vergangenheit geholfen, erfolgreich etwas zu ändern und diese Änderungen beizubehalten?
6. Welche der Antworten aus Frage 1 möchten und können Sie in einem definierten Zeitraum (täglich, wöchentlich, monatlich) wirklich umsetzen?
7. Wer kann Ihnen helfen? Freunde, Familie, eine App?
8. Wie können Sie die Verhaltensänderungen in kleinere Schritte (Zwischenziele) unterteilen?
9. Wie können Sie sich belohnen, wenn Sie die Zwischenziele erreicht haben?

Für mehr Bewegung im Leben oder zur Stressreduktion gibt es vergleichbare Fragebögen unter der Rubrik »When change is hard« auf der Webseite der MHA, den Link finden Sie im Anhang. Solche Fragebögen sind deswegen sinnvoll, weil Sie immer wieder darauf zurückgreifen können, wenn der innere Schweinehund zuschlägt und Sie sich nicht mehr motivieren können.

Aller Anfang ist schwer, aber Ausreden verbrennen keine Kalorien!

Wir empfehlen Ihnen, Ihr Essverhalten kritisch zu hinterfragen und langsam und mit Achtsamkeit Ihre Ernährung umzustellen und mehr Bewegung in den Alltag zu integrieren. Der Grund dafür: Wir wissen, dass bei radikalen Diäten der sogenannte Jo-Jo-Effekt auftritt. Unter radikalen Diäten werden Diäten verstanden, die mehr als die empfohlenen 20 bis 40 Prozent der Ausgangskalorienaufnahme reduzieren und die auf Verhaltensänderungen sowie die Integration der Bewegung verzichten. Früher sprach man zum Beispiel von der Nulldiät, bei der man nur noch Wasser zu sich nahm. Das hat den Effekt, dass zwar sehr schnell Gewicht abgenommen wird, gleichzeitig aber aufgrund der fehlenden Bewegung die Muskelmasse schwindet und damit der Grundumsatz sinkt. Dadurch benötigt der Körper nach solch einer Diät sehr viel weniger Energie. Wenn während der Diät das Essverhalten nicht geändert und danach wieder wie vor der Diät gegessen wird, beginnt der Körper, alles, was ihm angeboten wird, sofort zu speichern – und aufgrund des nun reduzierten Grundumsatzes steht ihm sogar mehr speicherbare Energie zur Verfügung als vorher. Aus diesem Grund nimmt man nach der Diät wieder zu und erreicht sogar ein höheres Gewicht als vor der Diät: der Jo-Jo-Effekt. Das gilt es zu verhindern und es gelingt dauerhaft eben nur mit allen drei Maßnahmen und nicht allein mit Kalorienreduktion. Erwarten Sie keine Wunder, sondern seien Sie sich darüber im Klaren, dass ein Stück harter Arbeit vor Ihnen liegt. Es wird sich aber lohnen!

Gemeinsam geht's besser

In den vorangegangenen Kapiteln haben Sie schon erfahren, dass es gut ist, sich einen Abnehmpartner zu suchen, der/die Sie in dieser schwierigen Zeit unterstützt. Vielleicht haben Sie eine*n Lebenspartner*in, der/die ebenfalls ein paar Pfunde verlieren möchte. Studien belegen: Wenn ein Partner sich gesünder ernährte oder mehr bewegte, ließ sich der andere ebenfalls anstecken und folgte dem guten Beispiel. Gemeinsam ist man einfach stärker. Auch die Gründung einer privaten Gruppe bietet die Möglichkeit eines Motivationsschubs. Vielleicht finden Sie über Ihre Nachbarschaft oder Onlineportale zwei oder drei Gleichgesinnte, die ebenfalls abnehmen möchten. Gründen Sie einfach Ihre eigene Gruppe der Abnehmwilligen. Sollte Ihnen die Mitgliedersuche im Internet zu anonym vorkommen, fragen Sie Kolleg*innen oder Freund*innen. Oftmals ist es aber von Vorteil, wenn man die Gruppenteilnehmer nicht so gut kennt, da Meinungen und Urteile dann direkter und unbeschönigter geäußert werden können. Gruppen haben den Vorteil, dass es einen festen Termin in der Woche gibt und man sich gegenseitig motiviert sowie über Sorgen und Rückschläge austauschen kann.

GESÜNDER UND LEICHTER LEBEN – DAS 4-WOCHEN-PROGRAMM

Sie wissen nun viel über Stoffwechselvorgänge und was übermäßige Kalorienzufuhr mit dem Körper macht. Nun ist es an der Zeit, das erworbene Wissen in die Tat umzusetzen!

Wir haben ein 4-Wochen-Programm aufgesetzt, das wissenschaftlich fundiert ist und die drei Säulen des Abnehmens – Verhaltensänderung, Kalorienreduktion und vermehrte Bewegung – beinhaltet. Die wichtigste Regel, die es zu befolgen gilt, ist, keinen Stress aufkommen zu lassen! Da Sie sich am Startpunkt einer längeren Strecke befinden, kommt es nicht darauf an, dass Sie möglichst alles nach einem festen Zeitplan erledigen, sondern darauf, dass Sie erfolgreich in dem sind, was Sie von unseren Empfehlungen in Ihr Leben integrieren können. Bei manchen wird das einfach mehr Zeit brauchen. Sehen Sie unsere Empfehlungen für das 4-Wochen-Programm also nicht als fixes Regelwerk, sondern als Leitfaden und Rahmen zur Lebensstiländerung. Wenn Sie zum Beispiel für die Erfassung des Ernährungstagebuchs mehr Zeit benötigen, ist das nicht schlimm. Gehen Sie in Ihrem Tempo vor und lassen Sie keinen Stress aufkommen.

Das 4-Wochen-Programm im Überblick:

- **Woche 1:** Ernährungstagebuch und Erfassung des Grundumsatzes sowie des Gesamtenergieumsatzes
- **Woche 2:** Kalorienreduktion maßgeschneidert, Ernährungspläne für jeden Tag erstellen, Fehler im Essverhalten identifizieren

- **Woche 3:** Ernährungspläne für jeden Tag erstellen, Bewegung, flottes Spazierengehen an mindestens fünf Tagen für 30 Minuten
- **Woche 4:** Ernährungspläne für jeden Tag erstellen, Bewegung und progressive Muskelrelaxation an den zwei bewegungsfreien Tagen

Woche 1 – Basisüberblick verschaffen

In Woche 1 beginnen Sie zunächst einmal, Ihren Ausgangsstatus zu bestimmen. Dazu gehört es, Ihren Grundumsatz zu errechnen, Ihren Aktivitätslevel zu bestimmen und anhand dieser Werte zu erfahren, wie viele Kalorien Sie eigentlich zu sich nehmen dürften, um Ihr Gewicht zu halten. Die Erfassungsmöglichkeiten für den Grundumsatz haben wir weiter vorn besprochen. Der Einfachheit halber finden Sie einen Link zum Gesamtenergiebedarfsrechner im Anhang. Natürlich bestimmen Sie auch Ihren BMI.

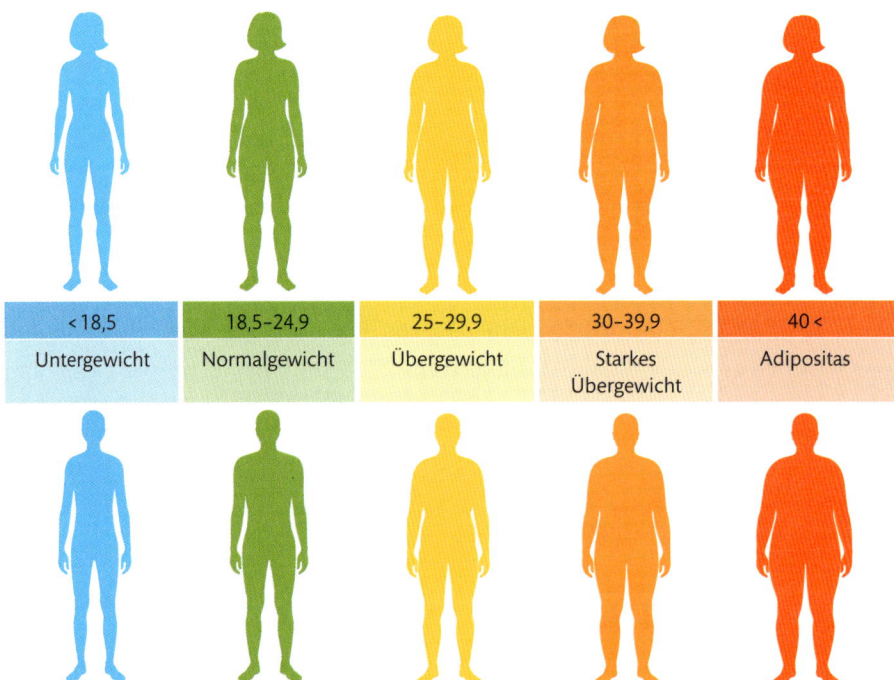

Überblick über die verschiedenen BMI-Klassen

Ernährungstagebuch

Datum		
Morgens		
Hier Lebensmittel eintragen	Hier Bewegung eintragen	Hier Kalorien eintragen
Vormittags		
Hier Lebensmittel eintragen	Hier Bewegung eintragen	Hier Kalorien eintragen
Mittags		
Hier Lebensmittel eintragen	Hier Bewegung eintragen	Hier Kalorien eintragen
Nachmittags		
Hier Lebensmittel eintragen	Hier Bewegung eintragen	Hier Kalorien eintragen
Abends		
Hier Lebensmittel eintragen	Hier Bewegung eintragen	Hier Kalorien eintragen
Gesamtaktivität in Minuten	Gesamtkalorien	in kcal

Die Vorlage können Sie auch unter www.suedwest-verlag.de/geheime-dickmacher herunterladen.

Zusätzlich führen Sie in der ersten Woche das analoge oder digitale Ernährungstagebuch, um Ihr Essverhalten ehrlich zu dokumentieren und Ernährungsfehler anhand der Tabelle »Häufige Fehler in der Ernährung« (Seite 143) zu identifizieren und zukünftig zu vermeiden. **Hängen Sie sich am Ende der ersten Woche den Zettel mit Ihren Ernährungsfehlern an den Kühlschrank.**

Wenn Sie das Ernährungstagebuch analog führen, erfassen Sie über eine App (Lifesum, YAZIO, FatSecret, MyFitnessPal) oder Tabellen (etwa www.kalorientabelle.net), in denen Sie die Lebensmittel nachschlagen, zusätzlich die zugeführte Energie (Kalorien); das hilft Ihnen zu erkennen, welche Energiemenge Sie zu sich nehmen. Bei den meisten dieser Apps ist die kostenlose Version völlig ausreichend, eine teure Premiummitgliedschaft ist nicht notwendig. Reduktionsdiäten, die pauschal 1000 kcal am Tag vorschlagen, ohne die individuellen Voraussetzungen zu kennen, empfehlen wir nicht.

Tragen Sie in Ihr Ernährungstagebuch auch die Zeiten ein, die Sie mit körperlicher Aktivität und Bewegung verbringen. Die meisten Ernährungstagebücher, die man sich kostenlos im Internet herunterladen kann, sehen eine Rubrik oder Spalte dafür vor. Wir haben Ihnen hier außerdem eine Kopiervorlage eingefügt.

Woche 2 – Schlachtplan verfassen

In Woche 2 geht es darum, maßgeschneidert Ihre Kalorienzufuhr durch eine angepasste Ernährungsweise zu reduzieren. Sie sollten etwa 20 bis 40 Prozent Ihrer zuvor eingenommenen Kalorienmenge reduzieren, um einen Effekt auf Ihr Gewicht zu sehen. Sie wissen aus Woche 1, wie viel Kalorien Sie bisher zu sich genommen haben, und durch den Gesamtumsatzrechner, wie viel Sie eigentlich verbrauchen dürfen. Haben Sie beispielsweise einen Gesamtenergieumsatz von 2000 kcal, müssen Sie Ihre Kalorienzufuhr um mindestens 400 kcal reduzieren, um wirklich Gewicht zu reduzieren.

Wenn Sie in dieser Woche spüren, dass Sie ständig hungrig sind, zwingen Sie sich nicht, dieses straffe Regime durchzuhalten, sondern versuchen Sie, ob Sie mit einer Reduktion von nur 200 kcal pro Tag besser zurechtkommen. Seien Sie achtsam, wenn Ihnen eine Reduktion um 400 kcal pro Tag zu viel ist, und versuchen Sie nicht das Unmögliche. Das ist nicht weiter schlimm, denn Sie sollten auf keinen Fall einen Jo-Jo-Effekt riskieren.

Die weitere Ernährungsplanung

Zeitgleich erstellen Sie sich einen Ernährungsplan, an den Sie sich halten wollen. Sie können diesen Plan allein erstellen, dazu finden Sie im Internet unendlich viele kostenlose Rezepte unter 300 kcal pro Portion. Leichter ist es mit digitaler Unterstützung, jedoch sind uns bisher nur kostenpflichtige Apps und webbasierte Programme bekannt, die Ernährungspläne für mehrere Wochen vorgeben. Viele dieser Pläne liefern auch gleich eine Einkaufsliste. Manche Ernährungspläne bestehen aus Rezepten mit Zubereitung und zeigen Ihnen gleichzeitig an, wie viel Kalorien Sie zu sich nehmen. Das ist natürlich sehr bequem, aber eben auch kostenpflichtig.

Da die meisten Kochbücher die Nährwerte eines Gerichts angeben, haben Sie auch die Möglichkeit, sich eigenständig einen individuellen Ernährungsplan für den Tag oder für eine ganze Woche zusammenzustellen. Wir empfehlen Ihnen, für die nächsten Monate jeweils einen neuen Ernährungs- beziehungsweise Mahlzeitenplan für die ganze folgende Woche zu erstellen. Das hat den Vorteil, dass Sie genau wissen, was Sie einkaufen müssen. Denn nichts ist schlimmer, als wenn Sie täglich einkaufen und den Versuchungen der Supermärkte erliegen. Seien Sie diszipliniert, wenn Sie einkaufen gehen, und nehmen Sie auch wirklich nur das mit, was auf Ihrem Einkaufszettel steht.

Achten Sie bei den ausgewählten Lebensmitteln auf die Energiedichte, das heißt, wie viel Kalorien eine Portion enthält.

Gewusst wie

Berechnungsbeispiel

Eine Person von 80 Kilogramm Gewicht und einer Körpergröße von 170 Zentimetern im Alter von 40 Jahren mit einen Grundumsatz von 1500 kcal und bei einer stehenden Tätigkeit mit einem Aktivitätsumsatz von 1000 kcal hat einen Gesamtumsatz von 2500 kcal pro Tag. Um nun Gewicht zu verlieren, ziehen wir 1000 kcal (40 Prozent) davon ab, es bleiben 1500 kcal pro Tag übrig. Diese Grenze sollte im Ernährungsplan also nicht überschritten werden.

Achten Sie bei Ihrem Ernährungsplan darauf, dass Sie Speisen und Gerichte wählen, die den Kriterien einer ausgewogenen, fettarmen, ballaststoffreichen Ernährung nach den Regeln der Deutschen Gesellschaft für Ernährung entsprechen. Wir haben Ihnen einen Tagesmenüvorschlag für 1500 kcal beigefügt, weitere Menüpläne müssen Sie aktiv suchen beziehungsweise zusammenstellen, auch das ist Teil Ihres neuen Lebens. Im Anhang finden Sie Links zu Ernährungsplänen der DGE für Frauen mit dem Ziel von 1600 und 1900 kcal pro Tag und für einen Mann mit dem Ziel 2000 kcal pro Tag für eine ganze Woche. Wie vorhin schon erwähnt, gibt es einige Anbieter, die kostenpflichtige Ernährungspläne erstellen und bei denen Sie für drei oder sechs Monate Abonnements buchen und jeden Tag einen Plan erstellt bekommen, der nur wenig individuell gestaltbar ist. Getestet haben wir diese Programme nicht, daher können wir auch keine direkte Empfehlung dafür abgeben. Letztendlich nehmen sie Ihnen jedoch die Arbeit und den Stress des Selbstzusammenstellens ab.

Außerdem versuchen Sie in dieser Woche, Ihr Essverhalten mit der von Ihnen erstellten Fehlerliste, die am Kühlschrank hängt, immer wieder kritisch zu hinterfragen!

Woche 3 – endlich Bewegung

In Woche 3 erstellen Sie sich wieder einen Ernährungsplan für die gesamte Woche nach den oben besprochenen Regeln. In dieser Woche dürfen Sie endlich mit dem flotten Spazierengehen beginnen. Versuchen Sie, mindestens 150 Minuten pro Woche zu erreichen, das bedeutet 30 Minuten an fünf Wochentagen in Ihren Alltag zu integrieren. Jeder Schritt zählt, und deshalb haben Sie sich in der Planungsphase schon einen Schrittzähler zur Selbstmotivation angeschafft. Tragen Sie abends vor dem Schlafengehen die Schrittzahl des Tages in Ihr Tagebuch und loben Sie sich für Ihr gutes Verhalten, bevor Sie einschlafen.

Woche 4 – ab jetzt auch noch Entspannung

Ab Woche 4 dürfen Sie endlich auch die progressive Muskelrelaxation beginnen. Am besten üben Sie sie an den Tagen, an denen Sie nicht spazieren gehen, denn Ihr Gewichtsreduktionsprogramm soll auf keinen Fall in Stress ausarten.

Beispiel für einen Ernährungsplan mit etwa 1500 kcal pro Tag

Frühstück
Herzhaft belegtes Vollkornbrot

(Energie: 400 kcal)
¼ Bund Radieschen
75 g Magerquark
12,5 g Naturjoghurt
2 Scheiben Wurst

2 Scheiben Vollkornbrot
  wahlweise etwas frische Kresse
4 Cocktailtomaten
Kaffee/Tee ohne Zucker
10 g Kaffeesahne, 10 Prozent Fett

Mittagessen
Fusilli mit Zucchini und Räucherlachs

(Energie: 460 kcal)
¼ Zucchini
½ Knoblauchzehe
125 g Fusilli

1 EL Rapsöl
40 g Räucherlachs
150 g Fruchtjoghurt, 1,5 % Fett,
  als Dessert

Zwischenmahlzeit
(Energie: 100 kcal)
Kaffee/Tee ohne Zucker
10 g Kaffeesahne, 10 Prozent Fett

1 Stück Obst, zum Beispiel Apfel,
  150 g

Abendessen
Weißer Bohnensalat mit Radieschen, Mandeln und Ziegenkäse

(Energie 580 kcal)
125 g weiße Riesenbohnen
¼ rote Zwiebel
½ Knoblauchzehe
20 g Mandeln, geschält oder
  ungeschält nach Belieben
2 EL Olivenöl extra vergine
¼ Gurke
4 Radieschen
1 EL Weinessig

Paprikapulver nach Belieben
Streukräuter nach Belieben, gern
  aus der Tiefkühltruhe
ein paar Blätter frisches Basilikum
Salz und Pfeffer zum
  Abschmecken
40 g Ziegenkäse
200 g Obst, zum Beispiel
  Weintrauben, als Dessert

Über den Tag verteilt circa 2 Liter Wasser oder ungesüßten Tee trinken.

Ab Woche 5 – Konsolidierung

Chapeau! Geschafft, Sie haben nun erfolgreich die drei Säulen einer gewichts-reduzierten Zukunft in Ihr Leben eingebaut: Kalorienreduktion, Verhaltensän-derung und Bewegung. Alles, was eine nachhaltige Gewichtsreduktion benötigt, führen Sie nun durch, und in den nächsten Wochen und Monaten können Sie beobachten, wie sich Ihr Gewicht langsam, dafür aber anhaltend und dauerhaft normalisiert.

An dieser Stelle betonen wir nochmals, dass Sie sich keineswegs mit äußerster Strenge an diese vier Wochen halten müssen. Manchmal braucht es etwas länger, bis das Verhalten geändert werden kann. In diesem Fall strecken Sie die verschie-denen Programmteile über zwei oder drei Wochen und führen die nächste Säule erst etwas später ein, ganz so, wie Sie es wollen und schaffen. Es sind alles Ihre Entscheidungen. Die Schritte etwas langsamer zu gehen, kann auch vorteilhaft sein, da sich ein erlerntes Verhalten aus dem vorherigen Programmpunkt schon besser gefestigt hat, bevor Sie mit einer neuen Änderung beginnen. Stecken Sie sich realistische Ziele, da Sie die Strategien unbedingt dauerhaft integrieren soll-ten, um sie auch nach Erreichen Ihres Zielgewichtes fortzuführen. Am besten über einen Zeitraum von mehreren Monaten oder am besten lebenslang. Die Dauer vor allem der Kalorienrestriktion ist davon abhängig, wie viel Gewicht Sie letztendlich verlieren möchten. Denn nichts ist ärgerlicher, als wenn der Zeiger der Waage wieder mehr nach rechts wandern sollte. Die gesteigerte Bewegung sollten Sie beibehalten und die progressive Muskelrelaxation je nach Stresslevel immer wieder und angepasst auch weiterhin anwenden.

Was tun, wenn nichts vorwärtsgeht?

Es ist völlig normal, dass während der ersten Wochen, wenn das Programm voll in Gang ist (also ab Woche 5), die Pfunde schneller purzeln, im weiteren Ver-lauf aber eine Stagnation des Gewichts auftritt. Sie haben im ersten Kapitel beim Thema Stoffwechsel erfahren, dass unser Körper nicht an unseren modernen Lebensstil angepasst ist. Das ist auch nicht möglich, denn dieser ist in der west-lichen Welt erst seit etwa 50 bis 60 Jahren etabliert. Was macht unser Körper also in Fastenzeiten? Da er von einer drohenden Hungersnot ausgeht, versucht er mit aller Kraft, seine sämtlichen Reserven zu verteidigen. Bloß nicht noch mehr abnehmen, heißt die Devise Ihres Körpers, gegen die Sie nun ankämpfen!

Aber das ist häufig nicht der einzige Grund, weshalb es zur Stagnation kommt. Mitunter schleichen sich oft schon nach kurzer Zeit wieder Ernährungsfehler ein. Die gilt es dann selbstkritisch zu identifizieren. Führen Sie dann erneut das Ernährungstagebuch und zählen Sie wieder Ihre Kalorien. Sollten Ernährungsfehler nicht der Grund sein, da Sie sich zuverlässig an Ihren neuen Lebensstil halten, haben Sie zwei Optionen, die Sie einzeln oder in Kombination ausprobieren können:

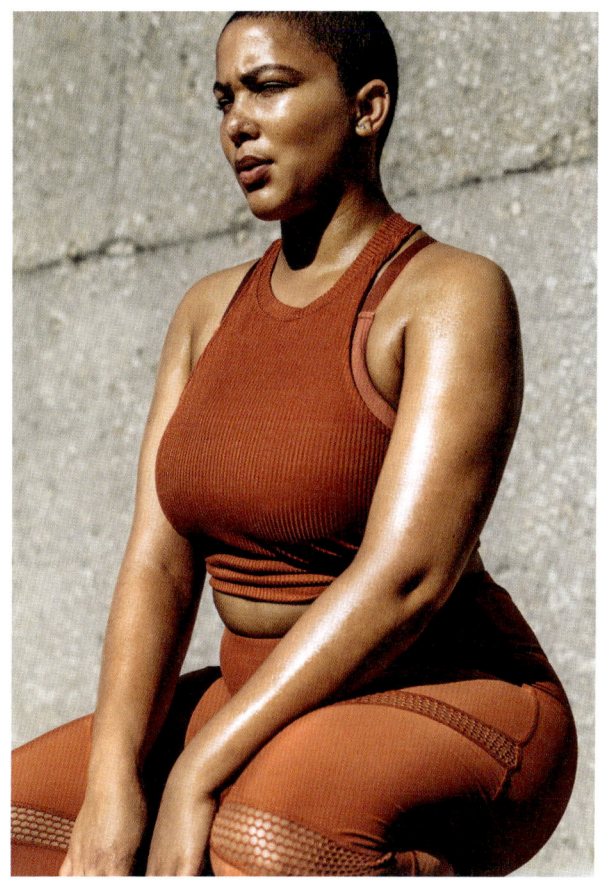

Beim Abnehmen gilt: Bleiben Sie dran!

1. Reduzieren Sie weitere 200 kcal pro Tag, idealerweise indem Sie nach dem Volumetrics-Prinzip alternative Lebensmittel auswählen. Sie können durch Volumetrics eine große Menge an Lebensmitteln mit einer geringen Energiedichte zu sich nehmen. Kurz gefasst: Essen Sie mehr Salat und Gemüse, um kein Hungergefühl aufkommen zu lassen.
2. Noch mehr Bewegung in Ihren Alltag integrieren: statt 150 Minuten pro Woche Steigerung auf 180 Minuten pro Woche. Einfach zusätzliche Kniebeugen, Treppensteigen, Bergwandern oder vielleicht Radfahren ergänzen, je nachdem, wofür Sie sich entschieden haben.

WENN SIE IHR ZIEL ERREICHT HABEN

Sie haben nun einen langen Weg hinter sich gebracht, aber wie schaffen Sie es, nicht wieder zuzunehmen? Und wie vermeiden Sie, dass bei Ihnen der Jo-Jo-Effekt zuschlägt und Sie schlussendlich wieder bei einem Gewicht landen, das höher ist als zu Beginn des Programms? Die gute Nachricht ist, dass durch das langsame Abnehmen und das Sich-Zeit-Lassen Ihr Körper nun an eine geringere Energiezufuhr und mehr Bewegung gewöhnt ist. Ihr Essverhalten hat sich nachhaltig geändert, Sie wissen nun, worauf es ankommt. Daher sollte es auch Ihnen nun gelingen, Ihr Wunschgewicht zu halten. Denn Sie haben es nun selbst in der Hand, sonst niemand. Sie haben gelernt, Ihr Körpergewicht in die gewünschte Richtung zu beeinflussen.

Nicht zu vergessen ist, dass bei Ihnen vielleicht nicht »nur« Ernährungsfehler behoben, sondern auch zum Beispiel Erkrankungen der Schilddrüse behandelt wurden oder eine Therapie mit dick machenden Medikamenten inzwischen beendet oder eventuell auf ein alternatives Präparat umgestellt werden konnte. Dann sollte es noch leichter fallen, das Erreichte beizubehalten.

Wichtig ist auch, dass wir heute bei manifestem Übergewicht (BMI über 30 kg/m²) von einer chronischen Erkrankung ausgehen. Sollte das bei Ihnen der Fall sein, wird Sie die Übergewichtsproblematik für eine längere Zeit begleiten, bis Sie langsam und dauerhaft das medizinische Problem in den Griff bekommen haben.

Zwei Fehler, die Ihnen beim Gewichthalten nicht unterlaufen sollten, sind:

1. Nicht genügend auf den Schock vorbereitet zu sein, wenn doch wieder ein Kilo mehr auf der Waage angezeigt wird. Bedenken Sie diesen Fall schon im Vorfeld, denn es wird passieren. Lassen Sie sich nicht in Ihre alten Verhaltensweisen zurückfallen, sondern beginnen wieder mit dem 4-Wochen-Programm, führen Sie wieder Ernährungstagebuch, reduzieren Sie Ihre Kalorienmenge, verzichten Sie auf Zwischensnacks und intensivieren Sie Ihre Entspannungsübungen. Wenn es einmal funktioniert hat, dann funktioniert es auch in der Zukunft, seien Sie zuversichtlich.

2. Verzichten Sie auf die sogenannten Cheat Days, also auf Tage, an denen Sie sich nicht an Ihren neuen, gesunden Lebensstil halten. Auch nicht als Aus-

nahme am Wochenende. Typischerweise halten sich viele Menschen unter der Woche sehr gut an die neuen Vorgaben und denken dann, dass die zwei Tage am Wochenende nicht so sehr ins Gewicht fallen. Leider ist das nicht der Fall. Wir wissen, dass das Schummeln am Wochenende sogar zu mehr Gewichtszunahme führt. Menschen, die sich auch am Wochenende an Ihren neuen, gesünderen Lebensstil hielten, hatten eine zweifach erhöhte Wahrscheinlichkeit, Ihr Gewicht innerhalb eines Jahres zu halten. Verzichten Sie daher unbedingt auf das selbst genehmigte Schummeln am Wochenende!

Die gesunden Strategien beibehalten

Richtig ist aber, dass Sie nach der Kalorienreduktion und Erreichen Ihres Zielgewichts wieder mehr essen dürfen – jedoch nicht mehr, als Sie verbrauchen, und natürlich weniger als vor der Diät! Nach Ihrer Diät und nach Erreichen Ihres Wunschgewichts ist es daher wichtig, dass Sie erneut Ihren Gesamtenergieumsatz berechnen und am besten weiter Ernährungspläne führen. Der Gesamtenergieumsatz wird aufgrund Ihrer Gewichtsabnahme nun geringer sein als zu der Zeit mit mehr Pfunden auf den Hüften.

Gewusst wie

Rechenbeispiel neuer Gesamtumsatz

Der Grundumsatz für eine 44-jährige Frau mit 95 Kilogramm Körpergewicht und einer Körpergröße von 1,68 Metern beträgt 1663 kcal, der Gesamtkalorienbedarf bei sitzender Bürotätigkeit 2328 kcal. Wenn sie diese Kalorienmenge jeden Tag zu sich nimmt, nimmt sie weder ab noch zu. Nun hat diese Frau ihr Gewicht um 20 Kilogramm reduziert und erfolgreich abgenommen, somit verändert sich auch der Grundumsatz und der Gesamtkalorienbedarf: Der Grundumsatz beziffert sich nach dem Abnehmen auf 1470 kcal und der Gesamtkalorienbedarf auf 2059 kcal. Sie erkennen: Durch die Gewichtsabnahme wurde auch der Stoffwechsel verändert.

Das Alter spielt bei der Gesamtenergieumsatzrechnung eine sehr deutliche Rolle, denn je älter man wird, desto weniger Kalorien verbraucht der Körper, da sich unser Stoffwechsel verlangsamt. Das sehen Sie in der nachstehenden Tabelle mit geschätzten Grundumsätzen bezogen auf eine Person mit einer Körpergröße von 170 Zentimetern und einem Körpergewicht von 65 Kilogramm.

Zusammenhang zwischen Alter und Grundumsatz

	Grundumsatz in kcal/Tag	Grundumsatz in kcal/Tag
Alter	Männlich	Weiblich
15–18 Jahre	1700	1500
19–24 Jahre	1650	1470
25–50 Jahre	1470	1350
51–64 Jahre	1380	1280
65 und älter	1340	1260

Die Säulen, auf denen Ihr Erfolg des Abnehmens ruht, gelten auch für die anschließende Phase des Gewichthaltens: nur so viel zu essen, wie man wirklich verbraucht, sich regelmäßig bewegen, schädliches Essverhalten weiterhin identifizieren und abstellen und für ausreichend Entspannung sorgen.

Wochenendversuchungen – diese Tipps helfen

Wir haben schon darüber berichtet, dass die normalen Wochentage fürs Maßhalten meist kein großes Problem darstellen, die Wochenenden aber schon – vor allem, wenn Essenseinladungen oder ein großes Familienfest anstehen, bei denen sich die Tische unter der Last des Buffets biegen. Was können Sie in solchen Situationen tun? Hier gilt wie immer: Sie haben jeden Tag ein Konto mit einer bestimmten Kalorienmenge, die Sie verbrauchen dürfen. Daher ist es wichtig, im Voraus zu planen. Sind Sie also zu einem Abendessen eingeladen und wissen, dass deftige, fettreiche Mahlzeiten auf den Tisch kommen werden, heißt es eben am Frühstück und Mittagessen zu sparen. Oder im Vorfeld eine zusätzliche Stunde flott spazieren zu gehen. Eine andere Möglichkeit wäre, sich wirklich nur eine kleine Portion geben zu lassen und diese dann langsam und achtsam zu genießen. Gibt es mehrere Gänge, ist es durchaus legitim, einen Gang zu überspringen. Hören Sie auf Ihren Körper – haben Sie wirklich noch Hunger oder essen Sie nur, weil die anderen essen und es gerade nichts kostet? Lassen Sie sich nicht unter Druck setzen, denn nur weil alle Anwesenden zu viel essen, macht es dieses Verhalten nicht richtig. Oftmals werden bei offiziellen Einladungen vor dem eigentlichen Essen Brot, Butter oder andere Aufstriche gereicht. Das sind völlig überflüssige Kalorien, die Sie sich sparen können, da ja ohnehin anschließend meist ein Drei-Gänge-Menü folgt.

Ebenso verhält es sich bei Buffets: Auch wenn die Vielfalt der Speisen nahezu unbegrenzt erscheint, wählen Sie im Vorfeld die Gerichte aus, die Sie am liebsten probieren möchten, kalkulieren Sie im Kopf die Kalorienmenge, denn Sie sind inzwischen ein echter Profi geworden, bevorzugen Sie Gemüse, Salatvariationen und fettarmes Fleisch und nehmen Sie sich kleinere Portionen, als Sie es sonst bei einer normalen Hauptmahlzeit gewöhnt sind. Es geht um Ihren Körper und nicht darum, dass ein kostenloses Buffet leer gemampft wird.

Übrigens: Kennen Sie den Brauch des Anstandsrestchens, den man nach einem opulenten Mahl auf dem Teller liegen ließ? Diese Regel war früher sinnvoll, denn der Rest, der auf dem Teller verblieb, war für die Bediensteten gedacht. Sollte Ihr Gastgeber den Teller angerichtet haben, ist es übrigens nicht unhöflich, das, was man nicht schafft, liegen zu lassen! Das gilt insbesondere, wenn Ihnen etwas nicht schmeckt; zwingen Sie sich nicht aus vermeintlicher Höflichkeit, Ihren Körper mit unnötigen Kalorien zu belasten!

Alkohol, der verhängnisvolle Verführer

Sie wissen aus dem ersten Kapitel des Buchs, dass Alkohol nach Fett das kalorienreichste Lebensmittel ist, weswegen Sie am besten auf den Aperitif und Digestif verzichten und maximal ein Glas Wein oder besser eine Weißweinschorle oder Wasser zum Essen wählen. Sie treffen die wesentlichen Entscheidungen.
Cocktails sind wahre Kalorienbomben, vor allem, weil sie Alkohol und gelegentlich Sahne enthalten. 300 Milliliter Swimmingpool enthalten etwa 360 kcal, eine Piña Colada etwa 300 kcal. Wenn es unbedingt ein Cocktail sein muss, greifen Sie zu einer alkoholfreien Variante, etwa einer Virgin Strawberry Margarita, die hat pro Glas (250 Milliliter) nur 115 kcal. Wenn es unbedingt Alkohol sein muss, ist eine Cola light oder eine andere zuckerfreie Version mit Rum sicher der kalorienärmste Longdrink. 200 Milliliter hiervon enthalten etwa 140 kcal.

200 ml Rotwein, 12,5 Volumenprozent, trocken	170 kcal
200 ml Weißwein, 11,5 Volumenprozent, trocken	150 kcal
200 ml Weißweinschorle, 6 Volumenprozent	76 kcal
200 ml Hugo, 11 Volumenprozent	224 kcal
500 ml helles Bier, 5,2 Volumenprozent	245 kcal
20 ml Wodka, 40 Volumenprozent	45 kcal
100 ml Prosecco, 11 Volumenprozent	75 kcal
500 ml Weizenbier, 5 Volumenprozent	200 kcal
20 ml Eierlikör, 14 Volumenprozent	54 kcal
20 ml Baileys, 17 Volumenprozent	65 kcal
500 ml Radler/Alsterwasser, 2,5 Volumenprozent	225 kcal

Das Wichtigste im Überblick

- Gewichtsreduktion ist ein langfristig angelegtes Ziel, das auf drei Säulen ruht: Verhaltensänderung beim Essen, Kalorienreduktion und vermehrte Bewegung. Nur zusammen funktioniert das Programm!
- Die messerscharfe Analyse: Führen Sie für sieben Tage ein Ernährungstagebuch. Ob analog oder digital, überlassen wir Ihnen.
- Hilfreich dabei ist die Tabelle mit den häufigsten Ernährungsfehlern und den alternativen Lösungen.
- Ein handschriftliches Ernährungstagebuch ermöglicht es Ihnen sehr viel besser, Ihr Essverhalten und Ihre Ernährungsfehler zu erkennen.
- Achten Sie auf Ihren persönlichen Bedarf an Nährstoffen und die richtige Kalorienmenge, um nicht zuzunehmen und gesund zu bleiben.
- Orientieren Sie sich mengenmäßig am Ernährungskreis der Deutschen Gesellschaft für Ernährung (DGE).
- Drei Portionen Gemüse am Tag, zwei Portionen Obst am Tag, Vollkornprodukte, fettarme Milchprodukte, aber auch ausreichend Protein gehören dazu.
- Fruchtnektar und Fruchtsäfte sind kalorienreicher als Cola. Am besten trinken Sie Wasser und ungesüßten Tee.

- Wenn es schnell gehen muss, kann auch Tiefkühlgemüse zum Einsatz kommen, das spart das Schnipseln. Machen Sie es sich so bequem wie möglich bei der Zubereitung der Lebensmittel.
- Kaufen Sie sich eine Personenwaage.
- Wiegen Sie auch Ihre Lebensmittel, um ein Gefühl für die richtigen Portionsgrößen zu bekommen.
- Befolgen Sie die zehn Regeln der DGE (siehe Seite 154).
- Versuchen Sie Imaginal Retraining bei Heißhungerattacken.
- Wenn Sie essen, essen Sie sich mit Vollkornprodukten und Proteinen satt, um Heißhunger zu vermeiden.
- Kalorienbomben gar nicht erst einkaufen.
- Beginnen Sie Ihr Bewegungsprogramm langsam und mit leerem Bauch!
- 150 Minuten pro Woche flottes Spazierengehen und etwas Krafttraining mit dem eigenen Körper gegen die Schwerkraft sind ausreichend.
- Schrittzähler helfen!
- Suchen Sie sich einen Partner, Freund oder Freundin zur Unterstützung.
- Achten Sie auf die optimale Herzfrequenz zur Fettverbrennung, benutzen Sie dazu unsere Faustregel.
- Machen Sie regelmäßig PMR!
- Bearbeiten Sie die Fragen im Kapitel »Positive Psychologie« (ab Seite 175).
- Wenn möglich, suchen Sie sich einen Abnehmpartner.
- Wichtigste Regel: Setzen Sie sich nicht unter Druck! Wenn Sie mehr Zeit für die einzelnen Schritte des Programms benötigen, ist das nicht schlimm.
- Führen Sie das 4-Wochen-Programm durch:
  - Woche 1: BMI und Gesamtenergieumsatz berechnen, sieben Tage Ernährungstagebuch führen
  - Woche 2: maßgeschneiderte Kalorienreduktion, Erstellung von Ernährungsplänen, Essverhalten mit Fehlerliste vergleichen
  - Woche 3: mehr Bewegung und neuer Ernährungsplan
  - Woche 4: mehr Bewegung, neuer Ernährungsplan und Entspannung
- Bei Rückschlägen nochmals kritisch hinterfragen, ob sich doch vielleicht alte Gewohnheiten wieder einschleichen.
- Falls dies nicht der Fall ist, Volumetrics-Tag mit etwas vermehrter Bewegung einführen.
- Achten Sie auf Ihr Kalorienkonto bei besonderen Anlässen!

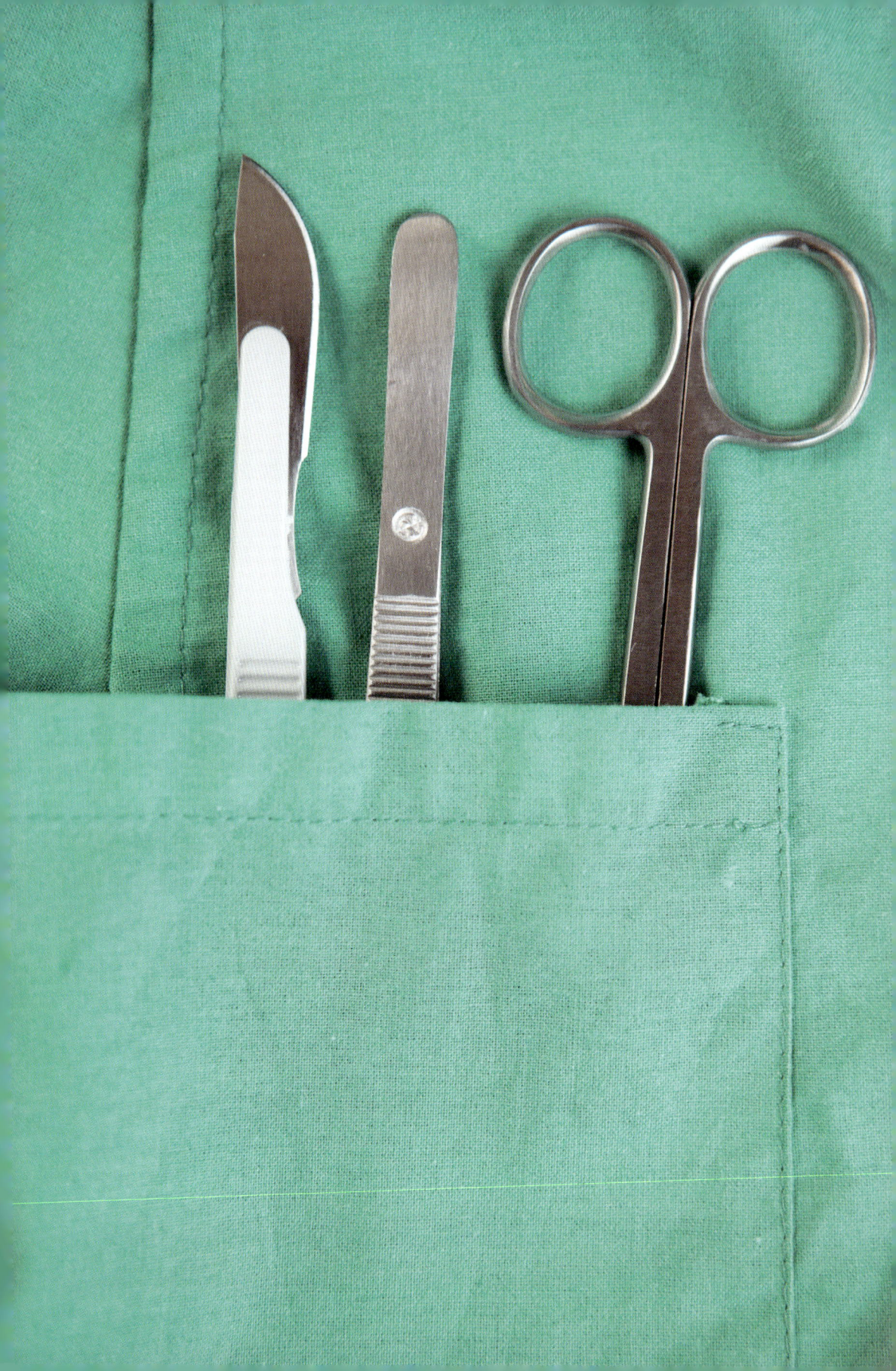

Kapitel 7

WENN ALLES ANDERE NICHT MEHR HILFT

MEDIKAMENTE UND CHIRURGIE FÜR DEN EXTREMFALL

Manchmal helfen die Strategien, die Sie in den vorherigen Kapiteln kennen-gelernt haben, leider nicht so, wie wir uns das wünschen. Das ist oft bei Men-schen mit stark ausgeprägtem Übergewicht der Fall. Ein Versuch der Lebens-stiländerung von mindestens sechs Monaten wird von den Fachgesellschaften dennoch empfohlen, bevor man zu medikamentösen Therapien greift. Denn auch die medikamentösen Therapien haben wiederum Nebenwirkungen und sind weder Wundermittel noch sind sie für alle Patient*innen gleich gut geeig-net. Da wir inzwischen wissen, dass die ausgeprägte Adipositas eine chronische Erkrankung darstellt, hilft bei manchen Patient*innen nur noch eine Verkleine-rung des Magens, um den Teufelskreis von Diät, Hungerstoffwechsel und Jo-Jo-Effekt zu durchbrechen. Die gängigsten Methoden der sogenannten bariat-rischen Chirurgie lernen Sie in diesem Kapitel kennen.

Wenn der BMI alle Grenzen sprengt

Starkes Übergewicht (Adipositas) ist definiert durch einen Body-Mass-Index von über 30 kg/m². Sollten Sie zu der Gruppe der Adipösen zählen, sind die derzeitigen Empfehlungen der Fachgesellschaften eine langfristige Gewichts-kontrolle und Gewichtsreduktion sowie die Verbesserung der generellen Ge-sundheit.

Die drei Säulen, die Sie kennengelernt haben, müssen bei einem solch aus-geprägten Übergewicht für mindestens sechs Monate angewendet werden. Wenn das erfolgreich ist, wenn das Körpergewicht also in sechs Monaten min-destens um 5 Prozent reduziert werden kann, dann werden die Maßnahmen fortgesetzt.

Gelingt dies nicht, dann kann in Einzelfällen über medizinische Maßnahmen wie eine ergänzende Abnehmmedikation nachgedacht werden. Solche Medika-mente wirken aber auch nur in Kombination mit Kalorienrestriktion und den anderen Maßnahmen; Wundertabletten, bei denen Sie essen können, wie Sie wollen, gibt es nicht.

Medikamentöse Therapie

Für eine medikamentöse Therapie der Gewichtsprobleme kommen nur wenige Medikamente infrage, zu denen es auch noch keine Langzeitinformationen gibt. Sie sollten sich im Klaren darüber sein, dass manche dieser Medikamente nicht bei jedem helfen, also ein eher dünner Strohhalm sind. Ob ein Medikament bei Ihnen sinnvoll ist und falls ja, welches, ist das Thema einer ärztlichen Konsultation. Besonders wichtig: Eine medikamentöse Therapie ist niemals Ersatz für Kalorienrestriktion und Bewegung, sondern ist allenfalls eine Ergänzung.

Metformin

Metformin wird vor allem bei Typ-2-Diabetiker*innen in der Anfangsphase eingesetzt. In Einzelfällen wird es auch zur Gewichtsreduktion unter Psychopharmakotherapie verschrieben. Man spricht dann von einem Off-Label-Gebrauch, da das Medikament für die Gewichtsreduktion keine behördliche Zulassung hat. Metformin hat den Vorteil, dass es kaum Nebenwirkungen hat und vor der Entwicklung einer Diabeteserkrankung schützen kann. Hauptnebenwirkung ist der Unterzucker, dann treten Schwindel, Übelkeit und Bewusstlosigkeit auf. Metformin ist verschreibungspflichtig. Die Gewichtsreduktion bei der Einnahme von Metformin ist insgesamt wenig ausgeprägt.

Liraglutid und Dulaglutid

Die GLP-1-Analoga Lirglutid und Dulaglutid sind Medikamente zur Behandlung des Diabetes Typ 2, sie haben einen günstigen Einfluss auf den Blutzucker und bessern oder verhindern Folgeerkrankungen des Diabetes. Sie führen zu einer deutlichen Gewichtsreduktion, haben aber einige Nachteile: Es muss täglich oder auch wöchentlich in die Haut gespritzt werden und häufig kommt es zu Übelkeit und Erbrechen. Die Medikamente sind verschreibungspflichtig, sehr teuer und eine Therapie muss meist von der Krankenkasse vorab genehmigt werden. Der Studienlage folgend ist Liraglutid sehr gut geeignet, medikamentös induziertes Gewicht zu reduzieren, eingesetzt wird es aber nur, wenn eine glaubhaft hohe Eigenmotivation der Patient*innen im Gesamtkontext vorliegt.

Orlistat

Orlistat ist das Medikament, zu dem es die meisten Erfahrungen gibt. Es verbessert den Zuckerstoffwechsel und den Fettstoffwechsel sowie den Blutdruck. Orlistat ist sehr sicher, zeigt aber viele, nicht schwerwiegende Nebenwirkungen wie Übelkeit, Erbrechen und Verdauungsbeschwerden. Seit Liraglutid erhältlich ist, ist Orlistat nicht mehr das Mittel erster Wahl.

Die Effekte sind begrenzt

Der Vollständigkeit halber möchten wir erwähnen, dass es auch weitere Medikamente gibt, die in Deutschland nicht zugelassen sind oder die weit weniger gute Effekte haben. Dazu gehören die Kombinationspräparate Phentermin/Topiramat, Naltrexon/Bupropion und Benzphetamin, das aufgrund seines Suchtpotenzials nur kurz angewendet werden kann.

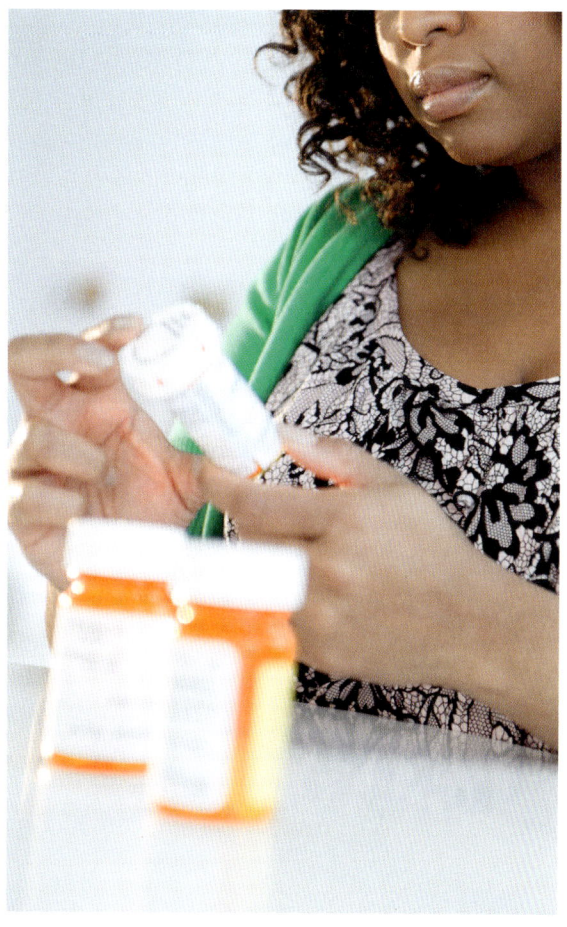

Die Wirkung von Medikamenten gegen Übergewicht ist leider begrenzt.

Wichtig zu wissen ist, dass die Gewichtsreduktion durch Medikamente nur begrenzt funktioniert. Bei allen Medikamenten kommt es zu einer anfänglichen Gewichtsreduktion, die in eine Plateauphase stagnierender Werte mündet. Irgendwann ist folglich das Potenzial des Medikaments ausgeschöpft. Sie sollten sich auch dessen bewusst sein, dass das Absetzen des Medikaments umgehend wieder zu einer Gewichtszunahme führt, wenn Sie nicht auch die anderen Lebensstilmodifikationen (Diät, Bewegung, Verhaltensänderung) in Ihr Leben integriert haben. Alle oben erwähnten Medikamente sind also weit davon entfernt, Wunderwaffen zu sein; die Wunderwaffe sind Sie selbst.

Bariatrische Chirurgie

Wenn alles massiv wird und gar nichts mehr geht, kommen operative Maßnahmen zur Gewichtsverringerung zum Einsatz. Dafür kommen aber nur Menschen infrage, bei denen Folgendes vorliegt:

1. Ein BMI über 40 kg/m² oder
2. ein BMI über 35 kg/m² und zeitgleich eine Begleiterkrankung wie Diabetes oder
3. ein BMI von über 30 kg/m² in Kombination mit einem metabolischen Syndrom oder einem schwierig zu kontrollierenden Diabetes.

In diesen Fällen werden in Ernährungszentren diese gewichtsbeeinflussenden Operationen durchgeführt. Ein multidisziplinäres Team sorgt für eine engmaschige Nachbetreuung, die genauso wichtig ist wie die strenge Indikationsstellung im Vorfeld. Die gewichtsregulierende Chirurgie ist weltweit die derzeit am schnellsten wachsende chirurgische Disziplin. Früher wurden diese Operationen offen durchgeführt, heutzutage kommen fast ausschließlich minimalinvasive Operationstechniken (Schlüssellochtechniken) zum Einsatz. Komplikationen und Sterblichkeit sind seit der Erstbeschreibung stark rückläufig. Es gibt unterschiedliche Ansätze bei den verschiedenen Operationstechniken.

Bariatrische Chirurgie

Methode	Funktionsweise	Gewichtsverlust in Prozent vom Ausgangsgewicht
Magenband	Restriktion von Nahrung	35–57 %
Roux-en-Y-Magenbypass	Restriktion von Nahrung und Malabsorption	61–65 %
Schlauchmagen/ Sleeve-Gastrektomie	Restriktion von Nahrung	50 %

Eingeschränkte Magentätigkeit

Eine Technik, das sogenannte Magenband, funktioniert über Restriktion von Nahrung in den Magen. Die Patient*innen können einfach nicht mehr so viel essen und trinken wie vor der Operation, da der Zugang zum Magen durch ein Band verengt wurde. Die nachfolgenden Anteile des Verdauungstraktes bleiben intakt. Magenbänder werden heute aber nicht mehr so oft angelegt wie zum Beispiel der Schlauchmagen, der auf dem gleichen Prinzip beruht, aber nicht mehr rückgängig gemacht werden kann. Dabei wird der gesamte Magen verkleinert, was auch zu einer veränderten hormonellen Regulation im Körper führt und das Abnehmen dadurch weiter unterstützt. Der Schlauchmagen ist derzeit die gängigste Alternative in der bariatrischen Chirurgie.

Kombinierte Techniken

Der Vollständigkeit halber sollen auch noch andere Verfahren genannt werden, die auf dem Prinzip der reduzierten Nährstoffaufnahme beruhen, indem man zum Beispiel den Dünndarm durch einen Bypass ausschaltet. Die Methoden führen aber auf lange Sicht zu Mangelerkrankungen, sodass es wichtig ist, die Operierten gut zu betreuen, um Mangelerscheinungen sofort zu entdecken und gegenzusteuern.

Auch Kombinationsoperationen aus Magenverkleinerung und Bypass sind möglich, hier ist der sogenannte Roux-en-Y-Magen-Bypass zu nennen – eine sehr große Operation, bei der der Magen verkleinert wird, ein kleinerer Magen geformt und gleichzeitig unter Umgehung des Zwölffingerdarms an den Leerdarm angeschlossen wird. Bisher war diese Operation die am häufigsten durchgeführte, 2016 wurde sie aber vom Schlauchmagen überholt. Beide Operationen führen zu einer Gewichtsreduktion nach zwei Jahren von etwa 60 Prozent.

Es gibt noch eine Vielzahl weiterer Prozeduren, die sich derzeit entweder noch in Erprobung befinden, wie etwa die Vagus-Blockade, oder aber nicht mehr so oft durchgeführt werden, wie zum Beispiel der Magenballon.

Langfristige Folgen

Sowohl der Roux-en-Y-Bypass mit dem neuen kleinen Ersatzmagen als auch der Schlauchmagen können mit der Zeit wieder an Volumen zunehmen, was zur Folge hat, dass auch die Betroffenen wieder zunehmen. Dann wird es Zeit, nachzuoperieren und die Mägen wieder zu verkleinern. Allerdings kann dies nur erfolgen, wenn der BMI wieder über 40 kg/m² oder 35 kg/m² steigt und zeitgleich eine Begleiterkrankung wie Diabetes vorliegt. Auch bei einem BMI von über 30 kg/m² in Kombination mit einem metabolischen Syndrom oder einem schwierig zu kontrollierenden Diabetes kommt das infrage.

Nochmals müssen wir darauf hinweisen, dass es sich bei diesen Operationen wirklich um die allerletzte Möglichkeit handelt, wenn die vorangegangenen Methoden und Strategien keinen Erfolg gebracht haben. Jede Operation birgt das Risiko von Komplikationen wie Infektionen, Blutungen, Bildung von Blutgerinnseln. Und auch im Nachgang haben diese Operationen Nebenwirkungen, etwa Verdauungsstörungen, Mangelerscheinungen, aber auch zum Beispiel psychiatrische Folgeerkrankungen wie Depressionen. Daher wenden Sie sich bitte an ein erfahrenes Team, das aus mehreren Fachrichtungen besteht und Sie rundum betreut. Dazu gehört nicht nur der Chirurg, sondern auch ein Internist, ein Ernährungsberater, ein Physiotherapeut und am besten auch ein Psychologe sollten Teil des Teams sein.

Kapitel 8

KURZE BEWERTUNG VERSCHIEDENER DIÄTEN

RAUS AUS DEM DIÄTDSCHUNGEL!

Viele Wege führen nach Rom. Im anschließenden Kapitel haben wir Ihnen die gängigsten Diäten zusammengestellt und uns eine kleine Bewertung dieser erlaubt. Dabei war uns wichtig, auch die wissenschaftliche Evidenz zu berücksichtigen, also ob diese Ernährungsformen auch in klinischen Studien überzeugen konnten. Einige dieser Diäten sind schon lange bekannt und können zur Gewichtsabnahme führen, von anderen sollten Sie besser die Finger lassen – denn es sollte Ihnen mit unserem ganzheitlichen Programm gut gelingen, Ihr Gewicht zu reduzieren, sodass Sie auf andere Diäten gar nicht mehr angewiesen sind.

Der Königsweg

Derzeit wird von den Fachgesellschaften nur ein Weg empfohlen, der wissenschaftlich fundiert auch zu einer langfristigen Gewichtsreduktion führt. Und das ist das von uns empfohlene Programm aus Kalorienreduktion, mehr Bewegung und Verhaltensänderung, das wir Ihnen in den vorangegangenen Kapiteln ausführlich erläutert haben. Dennoch sind Journale und soziale Medien voll von verschiedensten Vorschlägen, Gewicht zu reduzieren. Die häufigsten dieser Trenddiäten möchten wir Ihnen kritisch beleuchten und die wissenschaftliche Datenlage darstellen.

Oftmals wird versprochen, dass Sie durch die Diäten in kurzer Zeit sehr viel Gewicht verlieren. Da Sie nun aber die Zusammenhänge des menschlichen Stoffwechsels kennen, wissen Sie, dass es so einfach nicht sein kann, und fallen darauf nicht mehr herein. Menschen geben viel Geld für Mittelchen und Kurse aus, um letztendlich durch den wissenschaftlich belegten Jo-Jo-Effekt mehr Gewicht auf den Hüften zu haben. Ausdrücklich warnen wir Sie vor sinnlosen, teuren Nahrungsergänzungsmitteln, Wunder-Abnehmmitteln sowie Fett-weg-Gürteln und Ähnlichem, die nur den Geldbeutel der Betroffenen erleichtern.

Vegane und vegetarische Ernährung/Diät

Seit einigen Jahren sind die vegane/rein pflanzenbasierte oder auch vegetarische (hier sind auch Milchprodukte und/oder Eier erlaubt) Ernährungsweise auf dem Vormarsch. Das hat zum einen mit dem Nachhaltigkeitsaspekt, aber auch mit dem Tierwohl zu tun. Fakt ist, dass Menschen, die keine Fleischesser sind, generell auch gesünder leben. Das heißt, sie rauchen weniger, sie trinken weniger Alkohol und bewegen sich mehr. Von daher kann man die niedrigeren Sterblichkeitsraten – vor allem bei Herzinfarkt und Schlaganfall – in dieser Gruppe nicht allein auf die Ernährungsweise zurückführen. Was einige klinischen Metaanalysen jedoch zeigen konnten, ist, dass beide Ernährungsweisen vor Übergewicht/Adipositas, Typ-2-Diabetes und kardiovaskulären Erkrankungen sowie manchen Krebserkrankungen schützen können. Wenn Sie also kein passionierter Fleischesser sind, ist es sicher eine Überlegung wert, komplett auf Fleisch, vor allem paniertes und rotes Fleisch, zu verzichten, wenn Sie Gewicht reduzieren möchten. Dennoch gibt es einige Punkte zu bedenken. Gerade bei der veganen Ernährungsweise kommt es zu einem Mangel an Vitamin B_{12}, Vitamin D, Eisen, Jod und Kalzium. Sie sollten Ihre Lebensmittel daher sorgfältig auswählen und sich regelmäßig auf verschiedene Nährstoffdefizite untersuchen lassen, um diese schnell auszugleichen. Für Schwangere, Stillende, Säuglinge und Kinder empfehlen wir diese Diät nicht.

Brigitte-Diät

Die Diät der Frauenzeitschrift ist seit vielen Jahren bekannt und wird immer wieder an den heutigen Wissensstand angepasst. Derzeit wird das Intervallfasten empfohlen (siehe die Seiten 51 und 52) in Kombination mit regelmäßiger Meditation. Die Brigitte-Diät setzt auf eine Kombination von kalorienreduzierter und fettreduzierter Mischkost mit körperlicher Aktivität. Daher ist ein Nährstoffmangel nicht zu befürchten. In Langzeitstudien wurde die Diät noch nicht getestet. Sie enthält einen hilfreichen Ernährungsplan. Unterstützend helfen *Brigitte*-Ratgeber, digitale Medien und ein kostenpflichtiger App-Coach. Da die Brigitte-Diät dauerhaft angelegt ist, kann sie eine langfristige Gewichtsabnahme begünstigen. Ärztliche Begleitung findet nicht statt. Die Brigitte-Diät ist für Personen ohne Begleiterkrankungen geeignet.

Weight Watchers

Dieses Programm kommt aus den USA und konnte in wissenschaftlichen Arbeiten seine Wirksamkeit belegen. Treffen finden über mindestens zwölf Wochen wöchentlich in Gruppen statt, dann geht es in die Erhaltungsphase, in der man sich in größeren Abständen trifft, über. Die Diät basiert vor allem auf einer Kalorienreduktion in Kombination mit einer Änderung des Essverhaltens. Der Ernährungsplan schlägt eine ausgewogene Mischkost vor, die ballaststoffreich und proteinreich angelegt ist und eine sehr niedrige Energiedichte aufweist. Vor allem Fette werden reduziert. Ein Nährstoffmangel ist nicht zu erwarten und eine ärztliche Begleitung findet nicht statt. Die Abbruchraten erscheinen hoch, allerdings erzielen Dauermitglieder einen Gewichtsverlust im zweistelligen Bereich. Die regelmäßigen Gruppentreffen erhöhen die Motivation beim Abnehmen. Die Weight Watchers sind für Personen ohne Begleiterkrankungen geeignet.

Die Schlank-im-Schlaf-Diät

Diese Schlafdiät basiert auf dem Prinzip, eine möglichst geringe Insulinausschüttung zu erzielen. Insulin fördert Übergewicht (Insulinmast), ist aber nicht allein dafür verantwortlich, noch weitere Hormone sind daran beteiligt. Die Schlafdiät baut auf Essenspausen, das Ernährungskonzept fußt auf Trennkost und einem festgelegten Mahlzeitenrhythmus. Die Diät funktioniert vergleichbar zur Low-Carb-Diät, beim Abendessen beispielsweise wird auf Kohlenhydrate komplett verzichtet. Die Trennkost und das Weglassen von Zwischenmahlzeiten ermöglicht eine Kalorienreduktion, daher nimmt man bei dieser Diät auch ab. Aus ernährungsmedizinischer Sicht ist eine Trennung der Makronährstoffe nicht notwendig. Diese Diät beinhaltet ein überschaubares Sportprogramm. In wissenschaftlichen Studien ist sie noch nicht getestet. Dass man nur schlafen muss, um abzunehmen, wie es der Name der Diät verspricht, stimmt folglich nicht. Es gibt keine ärztliche Begleitung, Informationen erhält man durch ein Buch. Für Menschen mit Begleiterkrankungen ist diese Diät ungeeignet.

Doc-Fleck-Methode

Bei der Doc-Fleck-Methode handelt es sich weniger um eine Diät als um eine Beeinflussung der Darmflora, dem Mikrobiom. Es geht vor allem darum, die »guten« Bakterien im Darm zu füttern, dabei auf Zucker zu verzichten, täglich Präbiotika zu konsumieren und dadurch das Mikrobiom positiv zu beeinflussen. Die Idee dahinter ist, dass die »schlechten« Bakterien im Darm dafür ursächlich sind, dass wir zu viel Energie aus unserer Ernährung ziehen, die wir eigentlich nicht brauchen, und diese zusätzliche Energie wiederum in Fettpolster umgesetzt wird. In der ersten Phase wird Zucker komplett vom Speiseplan gestrichen. Auch in den folgenden Phasen werden Kohlenhydrate stark reduziert, sodass es sich eigentlich um die Low-Carb-Diät in neuem Gewand handelt. Ergänzend wird zeitweises Intervallfasten von bis zu zwölf Stunden empfohlen, auf Zwischenmahlzeiten soll verzichtet werden. In wissenschaftlichen Studien ist diese Methode nicht ausreichend untersucht. Verschiedene Ratgeber-Bücher mit vielen Rezepten unterstützen Sie bei dieser Diät. Menschen mit Begleiterkrankungen sollten diese Diät nicht anwenden.

Die Paläo-Diät

Wie der Name schon andeutet, geht es bei dieser Diät um die Ernährungsweise der Altsteinzeit. Damals nahmen die Menschen vermutlich hauptsächlich Fleisch, Fisch, Beeren oder anderes Obst sowie Gemüse und vor allem Nüsse und Samen zu sich. Milchprodukte, Zucker oder kultivierte Getreidesorten waren damals unbekannt, daher wird auf diese Nahrungsmittel verzichtet. Die Entwickler der Paläo-Diät gehen davon aus, dass sich die genetische Ausstattung des Menschen seit der Altsteinzeit nicht verändert hat. Daher sollten wir uns auch nicht anders ernähren. Auf eine explizite Kalorienreduktion wird verzichtet. Es handelt sich bei dieser Diät um eine Low-Carb-Diät mit sehr einschneidender Veränderung des Ernährungsverhaltens, da zum Beispiel Brot und Milchprodukte, die in unseren Breitengraden weitverbreitet sind, nicht konsumiert werden. Positiv zu sehen ist der vollständige Verzicht auf industriell gefertigte Lebensmittel und Getränke. Mit dieser Low-Carb-Variante ist eine Gewichtsreduktion möglich, da Kohlenhydrate reduziert werden und die Energiezufuhr niedriger ist. Für Menschen mit Begleiterkrankungen ist die Paläo-Diät nicht zu empfehlen, da sie das Risiko birgt, einen Mangel an B-Vitaminen, Kalzium und Jod zu verursachen. Zudem ist im Sinne der Nachhaltigkeit eine fleischbasierte Ernährungsweise kritisch zu sehen. Menschen, die eine Paläo-Diät verfolgen, nehmen im Vergleich zu einer konventionellen kalorienreduzierten Ernährungsform zu Beginn etwas schneller ab, allerdings gleichen sich diese Unterschiede nach zwei Jahren an. Diskutiert wird, dass die deutlich veränderte Nahrungsauswahl zu einer Veränderung der Darmflora führen kann. Ob diese Veränderung günstig oder ungünstig ist, ist bisher nicht bekannt.

Formula-Diäten

Formula-Diäten sind medizinische Diäten und werden bei sehr übergewichtigen Patient*innen eingesetzt. Dabei wird eine ganze oder es werden sogar alle drei Hauptmahlzeiten durch einen kalorienreduzierten Drink ersetzt, der aus einer definierten Nährstoffzusammensetzung besteht. Es gibt Angebote in Pulverform zum Auflösen oder Fertigdrinks in verschiedenen Geschmacksrichtungen. Formula-Diäten wurden vor allem für Menschen mit einem BMI über 30 kg/m²

konzipiert und sind Bestandteil von verschiedenen ärztlich begleiteten Abnehmprogrammen. Das heißt, diese Diät ist, da ärztlich überwacht, auch für Menschen mit Begleiterkrankungen geeignet.

Alternativ gibt es Angebote zur Selbstanwendung wie SlimFast, Bodymed, Precon und andere. Unbegleitet empfehlen wir diese Diätform aber nicht, denn diese Diäten ermöglichen eine anfänglich sehr schnelle Gewichtsreduktion, was motivierend wirkt, begünstigen aber

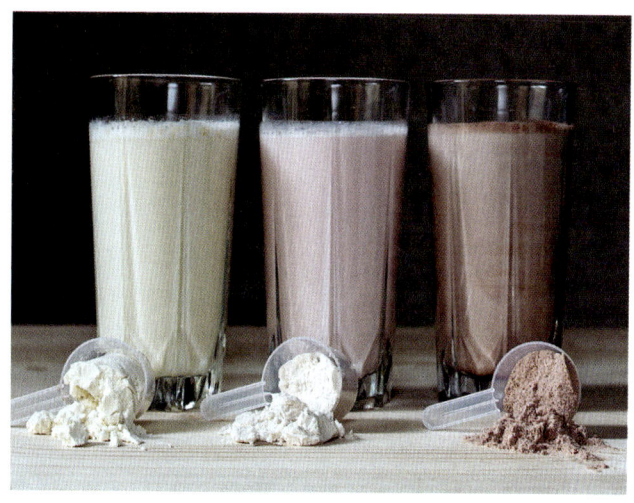

Eine Formula-Diät mit kalorienreduzierten Fertigdrinks, die alle notwendigen Nährstoffe enthalten, sollte nur ärztlich begleitet durchgeführt werden.

durch fehlende Veränderung des Ess- oder Bewegungsverhaltens einen ausgeprägten Jo-Jo-Effekt – vom reduzierten Geschmackserlebnis dieser Drinks mal ganz abgesehen.

Ein Vorteil der Formula-Diäten ist die gesetzlich vorgeschriebene Zusammensetzung, Sie können also darauf vertrauen, dass ein Shake auch wirklich das enthält, was der Körper an Makro- und Mikronährstoffen mindestens braucht. Die tägliche Kalorienzufuhr von maximal 1200 kcal wird nicht überschritten. Im Prinzip kann bei dieser Diät nicht geschummelt werden; es stehen vorgefertigte Shakes zur Verfügung, mehr gibt es nicht. Das lästige Einkaufen und auch die Zubereitung von kalorienreduzierten Speisen entfallen und selbstständiges Kalorienzählen ist nicht notwendig. Ohne ärztliche Aufsicht sind Formula-Diäten nicht zu empfehlen.

Glyx-Diät

Der glykämische Index war schon im ersten Kapitel des Buchs Thema. Die Glyx-Diät unterteilt Kohlenhydrate (KH) in solche mit einem hohen glykämischen Index und andere mit einem niedrigen glykämischen Index. Es gibt Tabellen, in denen zu jeder Nahrung dieser Index nachschlagen werden kann und eine Bewertung abgegeben wird. Dadurch ergeben sich Kategorien, die rot, gelb und grün gekennzeichnet sind. Die verschiedenen Kategorien werden kombiniert gegessen; Nahrungsmittel mit sehr hohem glykämischen Index (zum Beispiel Weißbrot) fallen ganz aus der Ernährung heraus. Der Fokus der Ernährung liegt vor allem auf Fleisch, Fisch und hochwertigen Fetten. Die Idee dahinter ist, dass Lebensmittel mit einem niedrigen glykämischen Index zu einer geringeren Insulinausschüttung führen, was wiederum ein verringertes Hungergefühl zur Folge hat. Die Energiedichte der Lebensmittel wird bei dieser Diät leider völlig außer Acht gelassen, sodass es passieren kann, dass Sie mit dieser Diät zunehmen, denn die Energiebilanz setzt hier stark auf Proteine und Fette, die mehr Kalorien enthalten. Übersehen wird ebenfalls, dass die Zubereitung der Kohlenhydrate den glykämischen Index beeinflusst. Nudeln haben einen unterschiedlichen glykämischen Index, je nachdem, wie lange sie gekocht wurden. Bei Patient*innen mit Diabetes mellitus Typ 2 oder gestörter Glukosetoleranz hat die Orientierung am glykämischen Index möglicherweise Vorteile. Insgesamt darf die Glyx-Diät angezweifelt werden, empfohlen wird sie nicht.

Fasten und Heilfasten

Es gibt mehrere verschiedene Ansätze des Fastens, alle können hier nicht diskutiert werden. Das hier diskutierte Dauerfasten und das zuvor diskutierte intermittierende Fasten (Intervallfasten siehe Seite 51) sind davon zu unterscheiden. Nehmen wir als Beispiel das Heilfasten nach Buchinger. Zu Beginn erfolgt oftmals eine sogenannte Entgiftung oder Darmreinigung mit abführend wirksamen Salzen. Diese führen in erster Linie zu Durchfall und allein durch den Flüssigkeitsverlust reduziert sich das Körpergewicht in den ersten Tagen. Mit Abnehmen hat dieser Flüssigkeitsverlust aber nichts zu tun, sodass auf solche »Entgiftungen« und »Ausleitungen« medizinisch gesehen verzichtet werden sollte, da sie streng genommen den Körper nur belasten.

Meist dauern echte Fastenkuren zwei bis sechs Wochen. In diesen Zeiträumen sind maximal 500 kcal pro Tag erlaubt. Das ist richtig wenig und verursacht Stress, geht aber mit einem raschen anfänglichen Gewichtsrückgang einher, zumindest so lange, bis der Körper in den Hungerstoffwechsel übergeht. Aufgrund der starken Kalorienreduktion ist ein Ausgeprägter Jo-Jo-Effekt nach Beendigung des Fastens vorprogrammiert. Daher sollte man eine solch radikale Fastenkur ohne medizinische Begleitung, Essverhaltensveränderung und dauerhafte Bewegungstherapie auf keinen Fall durchführen. Aus ernährungsmedizinischer Sicht kann bei längerer Anwendung von einer Mangelernährung ausgegangen werden. Klinische Studien, die eine dauerhafte Gewichtsreduktion belegen, gibt es keine. Wir empfehlen Ihnen diese Diäten nicht.

Weitere Diäten

Bei unseren Recherchen sind wir auf eine Vielzahl von weiteren Diäten gestoßen, denen allen gemein ist, dass sie einen hohen Gewichtsverlust in kurzer Zeit versprechen. Oft werden diese Diäten Crashdiäten oder Blitzdiäten genannt. Hier gibt es jeweils nur vollmundige Versprechen, wissenschaftliche Belege oder fundierte Konzepte sind Mangelware. Unser Rat: Finger weg.

Diäten-Fazit

Es gibt durchaus Diäten, die ihre Versprechen halten, diese sind dann kombiniert mit Veränderungen der Verhaltensmuster und zusätzlicher Bewegung. Das ist es, was wir Ihnen wissenschaftlich fundiert raten. Kalorien ein wenig heruntersetzen, den Aktivitätslevel durch flottes Spazierengehen steigern und ein paar Änderungen der Verhaltensweisen. Wie Sie die Kalorien reduzieren, entscheiden Sie: mit einer kalorienzählenden App, mit einer der benannten Diätformen oder begleitet in einer Gruppe oder mit einem Ernährungscoach. Suchen Sie sich etwas aus, was zu Ihnen passt. Wenn Sie das aus diesem Ratgeber mitnehmen, dann steht Ihrer langsamen, dafür lang anhaltenden Gewichtsreduktion nichts mehr im Weg.

Packen Sie es an, erlauben Sie Ihrem Körper ein Weniger an Gewicht. Was hindert Sie noch?

Vergleich von Diäten mit dem wissenschaftlich fundierten Abnehmprogramm

Wissenschaftlich fundiertes Programm	Wunderdiäten/Crashdiäten
Ausgewogene Ernährung ohne Risiko einer Mangelernährung, kein absoluter Verzicht	Verzicht auf bestimmte Lebensmittel mit Risiko einer einseitigen Ernährung, teilweise sehr ausgeprägte Einschränkungen, dadurch Jo-Jo-Effekt und Gewichtszunahme
In der Regel Kalorienreduktion bis maximal 1200 kcal/Tag	Kalorienreduktion auf 1000 kcal/Tag, teilweise sogar nur 500 kcal/Tag
Langfristige Verhaltensänderung und Lerneffekt	Massive Verhaltensänderung in kurzer Zeit, keine förderlichen langfristigen Verhaltensänderungen
Immer in Kombination mit einem Bewegungsprogramm	Oftmals Verzicht auf mehr Bewegung, dadurch gemütlicher, aber Jo-Jo-Effekt
Langsamer Gewichtsverlust und langfristiger Erfolg	Schneller Gewichtsverlust ohne nachhaltigen Effekt und mit Risiko einer Mangelernährung

SCHLUSSWORT

Nun haben Sie auf den zahlreichen Seiten dieses Buchs viele Informationen erhalten und sind quasi zum wissenschaftlich fundierten Ernährungsexperten geworden. Sie haben erfahren, dass eben nicht nur das gute, westliche Essen für das Übergewicht ursächlich ist, sondern es viele Gründe gibt, warum die Hose plötzlich nicht mehr passt. Wir hoffen, dass Sie das neu erworbene Wissen nun selbstständig umsetzen. Sollten Sie dennoch zum einen oder anderen Thema Fragen haben, wissen Sie, an wen Sie sich vertrauensvoll wenden können, denn zertifizierte Ernährungsberater*innen und engagierte Hausärzte und Hausärztinnen stehen im deutschen Gesundheitssystem immer bereit, um Sie zu unterstützen. Wir wünschen Ihnen viel Erfolg bei Ihrer zugegebenermaßen nicht ganz leichten Aufgabe.

Nützliche Links

Um Ihnen den Einstieg leichter zu gestalten, haben wir hier nützliche Links zu den im Buch angesprochenen Angeboten zusammengefasst.

Nahezu unbekannt – Serviceangebote:
1. Nutzen Sie die Angebote Ihrer Krankenkassen.
2. Nahezu alle Krankenkassen bieten ihren Mitgliedern Informationen, Kurse, Einzelberatungen oder Apps zum Gewichtreduzieren oder Gewichthalten an.
3. Solche Angebote sollten Sie ergänzend annehmen. Fast jede Krankenkasse bietet für ihre Versicherten kostenlose Kurse an.

Das Programm der Barmer Krankenkasse:
https://www.barmer.de/gesundheit-verstehen/ernaehrungsgesundheit/gesund-abnehmen-ernaehrung-1071492

Das Programm der AOK:
https://www.aok.de/pk/nordwest/inhalt/gesundheitskurs-aktiv-abnehmen-1/

Das Ernährungsprogramm der AOK:
https://www.aok.de/pk/nordwest/inhalt/ernaehrungsberatung-2/

Das Programm der Techniker Krankenkasse:
https://www.tk.de/service/app/2016818/oauth/welldoo.app

Vorlage für ein Ernährungstagebuch: https://www.dge-medienservice.de/mein-ernahrungstagebuch.html

Sehr gute Nährwerttabelle, allerdings kostenpflichtig: https://www.dge-medienservice.de/die-nahrwerttabelle.html

Gratis ist die Info vom MRI (Max Rubner-Institut) – Bundesforschungsinstitut für Ernährung und Lebensmittel beim Bundesministerium für Ernährung und Landwirtschaft:
https://www.mri.bund.de/de/themen/naehrwertkennzeichnung/
https://www.naehrwertrechner.de/

Anleitung für das Tabata-Training: https://www.tk.de/techniker/magazin/sport/sporttrends/hochintensives-intervalltraining-2063190

Schrittzähler-Apps: Noom Walk, Accupedo Pedometer, Walkroid, Health für Apple iPhone, Samsung Health, Pacer, Runtastic Steps, Google Health

Kostenloser Download Progressive Muskelrelaxation: https://www.tk.de/techniker/
magazin/life-balance/aktiv-entspannen/progressive-muskelentspannung-zum-download-
2021142?tkmcg=112701986524_471869164753&tkkwg=b_112701986524_progressive%20
muskelentspannung%20download&wt_cc1=k[progressive%20muskelentspannung%20
download]m[b]n[g]c[471869164753]p[]d[c]a[112701986524]t[kwd-343930826805]&gclid=E
AIaIQobChMIl-K0nLzX7AIVgarVCh0AfA7REAAYASAAEgKyYfD_BwE

Arbeitsblätter der Mental Health Association, leider nur in Englisch: https://
www.mhanational.org/sites/default/files/Worksheet%20-%20When%20Changing%20
Diet%20is%20Hard_0.pdf

Gesamtenergiebedarfsrechner: https://www.fitforfun.de/abnehmen/schlankmacher/
energiebedarsrechner-wie-viel-energie-brauche-ich_aid_8623.html

Beispiele für Ernährungspläne der Deutschen Gesellschaft für Ernährung:
https://www.dge-ernaehrungskreis.de/fileadmin/downloads/wochenplan-frau-1600kcal.pdf
https://www.dge-ernaehrungskreis.de/fileadmin/downloads/wochenplan-frau-1900kcal.pdf
https://www.dge-ernaehrungskreis.de/fileadmin/downloads/wochenplan-mann-2000kcal.pdf

Register

Bildnachweis

Shutterstock: U1 (Brovko Serhii, MaryMo)
Adobe Stock: 13 (ONYXprj, Graficriver, Morozov Alexey, iProPav, cosmic_pony, Vasia_illi), 14 (Vladislav Fokin), 18 (Olga), 23 (wirakorn), 27 (matka_Wariatka), 35 (Knut), 38 (WavebreakMediaMicro), 40 (artinspiring), 45 (Rawpixel.com), 51 (Katecat), 56 (BillionPhotos.com), 62 (philipp nemenz/Westend61), 68 (CACTUS Creative Studio/Stocksy), 72 (Andrea Danti), 76 (kwanchaichaiudom), 81 (LIGHTFIELD STUDIOS), 113 (Seventyfour), 117 (Luis Echeverri Urrea), 126 (NDABCREATIVITY), 130 (Ngampol), 141 (Gina Sanders), 147 (Карина Клачук), 152 (nenetus), 157 (Natika), 180 (pikovit), 187 (Jacob Lund), 194 (bilderstoeckchen), 209 (korchemkin); **DGE-Ernährungskreis®, Copyright: Deutsche Gesellschaft für Ernährung e. V., Bonn**: 145; **Gettyimages**: 66 (Blend Images - Dave & Les Jacobs), 88 (FotografiaBasica), 92 (SDI Productions), 97 (David Malan), 102 (Peter Dazeley), 107 (AzmanJaka), 136 (Anastasia Dobrusina), 159 (pixelfit), 166 (Luis Alvarez), 176 (South_agency), 199 (JGI/Jamie Grill); **Mauritius Images**: 172 (emotive images)

IMPRESSUM

1. Auflage 2023
© 2023 by Südwest Verlag, einem Unternehmen der
Penguin Random House Verlagsgruppe GmbH,
Neumarkter Str. 28, 81673 München

HINWEISE

Alle Rechte vorbehalten. Die Verwertung der Texte und Bilder, auch
auszugsweise, ist ohne Zustimmung des Verlags urheberrechtswidrig
und strafbar. Dies gilt auch für Vervielfältigungen, Übersetzungen,
Mikroverfilmung und für die Verarbeitung mit elektronischen Systemen.

Sollte diese Publikation Links auf Webseiten Dritter enthalten,
so übernehmen wir für deren Inhalte keine Haftung,
da wir uns diese nicht zu eigen machen, sondern lediglich auf
deren Stand zum Zeitpunkt der Erstveröffentlichung verweisen.

Das vorliegende Buch wurde sorgfältig erarbeitet. Dennoch erfolgen alle
Angaben ohne Gewähr. Weder der Autor/die Autorin noch der Verlag
können für eventuelle Nachteile oder Schäden, die aus den im Buch
gegebenen praktischen Hinweisen resultieren, eine Haftung übernehmen.

Es ist zu beachten, dass die Hintergrundinformationen in diesem Buch
kein Ersatz für eine professionelle medizinische Beratung eines Arztes/
einer Ärztin sind. Das Buch ist ein allgemein gehaltener Ratgeber.

Projektleitung: Andrei Teusianu
Lektorat: Martin Stiefenhofer
Korrektorat: Susanne Schneider
Bildredaktion: Sabine Kestler
Umschlagsgestaltung: Vera Schlachter, www.veruschkamia.de
Herstellung: Timo Wenda
Layout & Satz: Uhl + Massopust, Aalen
Druck und Bindung: Alcione-Litotipografia srl., Lavis

Printed in Italy

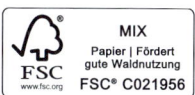

Penguin Random House Verlagsgruppe FSC® N001967

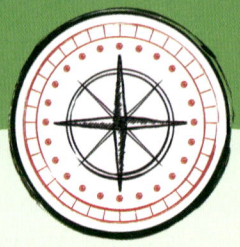

DAUERHAFT SCHLANK
UND GESUND

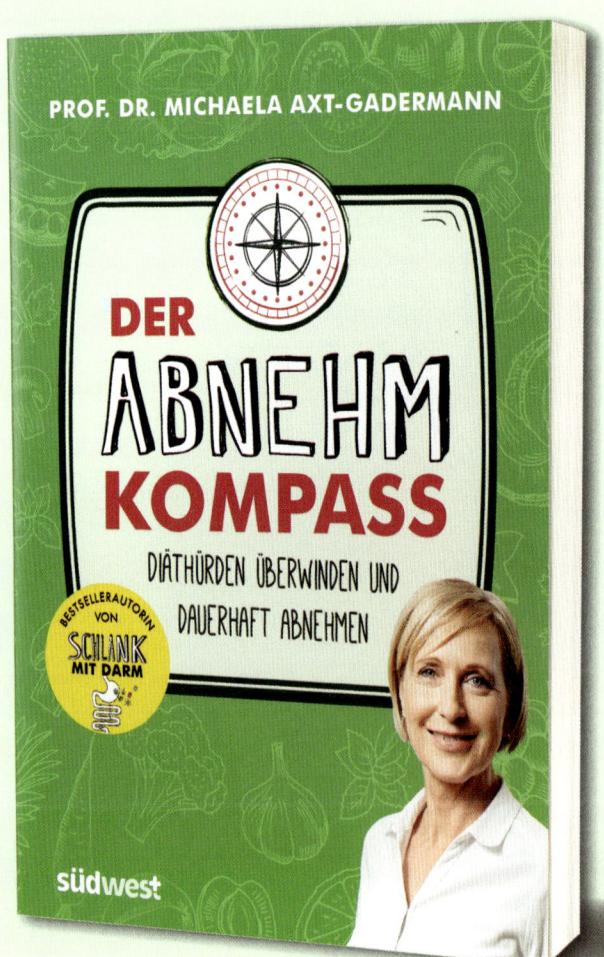

Bestsellerautorin Prof. Dr. med. Michaela Axt-Gadermann zeigt den Weg zum persönlichen Wohlfühlgewicht. Finden Sie ihre individuellen Abnehmhürden und überwinden Sie diese für ein dauerhaft gesundes Gewicht!

336 Seiten · ISBN 978-3-517-10096-8
Auch als E-Book erhältlich

südwest
Leseprobe unter suedwest-verlag.de